近代名医珍本医书重刊大系

（第二辑）

金匮要略改正并注

陈逊斋　著

白尹豪　点校

天津出版传媒集团

天津科学技术出版社

图书在版编目（CIP）数据

金匮要略改正并注 / 陈逊斋著；白尹豪点校. --
天津：天津科学技术出版社，2023.5
（近代名医珍本医书重刊大系. 第二辑）

ISBN 978－7－5742－1159－9

Ⅰ.①金… Ⅱ.①陈…②白… Ⅲ.①《金匮要略方
论》－注释 Ⅳ.①R222.32

中国国家版本馆CIP数据核字（2023）第085228号

金匮要略改正并注

JINGUIYAOLÜE GAIZHENG BINGZHU

策划编辑：刘　鹆

责任编辑：梁　旭

责任印制：兰　毅

出　　版：天津出版传媒集团
　　　　　天津科学技术出版社

地　　址：天津市西康路35号

邮　　编：300051

电　　话：（022）23332392（发行科）23332377（编辑部）

网　　址：www.tjkjcbs.com.cn

发　　行：新华书店经销

印　　刷：河北环京美印刷有限公司

开本880×1230　1/32　印张7.5　字数132 000

2023年5月第1版第1次印刷

定价：58.00元

近代名医珍本医书重刊大系第二辑专家组

读名家经典
悟中医之道

扫描本书二维码，获取以下**正版专属资源**

本书音频	畅享听书乐趣，让阅读更高效
走近名医	学习名家医案，提升中医思维
方剂歌诀	牢记常用歌诀，领悟方剂智慧

● **读书记录册**
记录学习心得与体会

● **读者交流群**
与书友探讨中医话题

● **中医参考书**
一步步精进中医技能

扫码添加智能阅读向导
帮你找到学习中医的好方法！

操作步骤指南　①微信扫描上方二维码，选取所需资源。
②如需重复使用，可再次扫码或将其添加到微信"📖收藏"。

推荐文

中医药是我国劳动人民在长期防治疾病的实践中创造的独具特色的医学科学，千百年来为中华民族的繁衍昌盛做出了不可磨灭的贡献。作为新时代的中医药人，弘扬中医文化，传承国药精粹，使其更好地造福于民，是我们的神圣职责和义务。

当前，中医药自身正处在能力提升关键期，国际社会对中医药的关注度也日益提升。近年来，党和国家领导人非常重视发挥中医药在对外交流合作中的独特作用，并对新时期中医工作做出重要指示：一是全新、明确地界定了中医药学在中华文化复兴新时期的关键地位，是"打开中华文明宝库的钥匙"；二是指出了深入研究和科学总结中医药学的积极意义，即"丰富世界医学事业、推进生命科学研究"；三是揭示了中医药学在国际文化交流与合作中的重要作用，即"开启一扇了解中国文化新的窗口，为加强各国人民心灵沟通、增进传统友好搭起一座新的桥梁"。

天津科学技术出版社有限公司和北京文峰天下图书有限公司共同打造的"近代名医珍本医书重刊大系"第二辑包含 19 世纪中医名家代表作，如：《伤寒论启秘附仲景学说之分析》《集注新解叶天士温热论》《脏腑药式补正》《伤寒杂病论会通》《金匮要略释义》《研药指南》《伤寒杂病论义疏附医理探源》《金匮要略新义》《内科杂病综古》《女科综要附医案余笺》《金匮要略改正并注》《伤寒论改正并注》《香岩径》《张锡纯屡试屡效方》《张锡纯中药亲试记》《张锡纯中医论说集》《张锡纯医案讲习录》《张锡纯伤寒论讲义》《伤寒论新义》，包含了刘世桢、张山雷、黄竹斋、张锡纯等医家的代表作。

这些医家对中医发展、中医学术研究具有独特见地。时至今日，他们的学术思想和医案对临床及各类医学问题的研究仍具有重要参考和启迪作用。现将他们的经典医案和医论汇集整理重新出版，以为读者提供一份难得的了解、研究、继承中医的宝贵资料。

此系列丛书的出版，不仅具有示范意义，对全国中医药学术传承发展，也将起到积极的推动作用。且该丛书的点校与出版，并非单纯的医史研究，也非单纯的文献整理点校，而是有着很专业的实用价值，在阅读过程中，可以与这些医家的思想碰撞，产生火花。欣慰之余，愿为之推荐。

名老中医药专家学术经验继承工作指导老师

李佃贵

2023年1月16日

序　言

　　"近代名医珍本医书重刊大系"具有包含医家更多、选取品种更全、更具代表性，梳理更细致，点校者权威等特点。在第一辑的基础上，第二辑继续扩充19世纪中医名家代表作，共计19个品种。具体包括《伤寒论启秘附仲景学说之分析》《集注新解叶天士温热论》《脏腑药式补正》《伤寒杂病论会通》《金匮要略释义》《研药指南》《伤寒杂病论义疏附医理探源》《金匮要略新义》《内科杂病综古》《女科综要附医案余笺》《金匮要略改正并注》《伤寒论改正并注》《香岩径》《张锡纯屡试屡效方》《张锡纯中药亲试记》《张锡纯中医论说集》《张锡纯医案讲习录》《张锡纯伤寒论讲义》《伤寒论新义》，包含了刘世桢、张山雷、黄竹斋、张锡纯等医家的代表作。这次点校着重以中医传统理论结合著者学术经验予以诠解，汇辑各家注解，但不为古人注释所囿，联系所论的因、证、治疗等加以阐论和分析，凭证论治，论证用药。这套书深挖中华医藏，系统梳理19世纪中医名家代表作，可以为中医研究者提供坚实的文献研究基础，承前启后，为复兴中医药文化、提升中医药社会地位提供理论基础。也进一步贯彻了新时期中医工作重要指示精神：全新、明确地界定了中医药学在中华文化复兴新时期的关键地位，是"打开中华文明宝库的钥匙"。

"近代名医珍本医书重刊大系"是目前最系统地甄选19世纪中医名家代表作的系列丛书，特聘国医大师李佃贵指导，并邀请当今的中医名家、青年临床医师加入，进行严谨的点校重刊，旨在为研究中医药知识提供理论基础，传承发展祖国中医药文化。

全景脉学创始人

2023年2月11日

目 录

翻印陈逊斋伤寒卒病论改正并注序 ·················· 1

金匮要略改正并注卷上

脏腑经络先后病脉证第一 ························· 3

痉湿暍病脉证并治第二 ·························· 17

百合狐惑阴阳毒病证第三 ························· 29

疟病脉证并治第四 ···························· 38

中风历节病脉证并治第五 ························· 44

血痹虚劳病脉证并治第六 ························· 61

肺痿肺痈咳嗽上气病脉证并治第七 ··················· 73

奔狄气病脉证并治第八 ·························· 83

胸痹心痛短气病脉证并治第九 ······················ 86

腹满寒疝宿食病脉证并治第十 ······················ 92

五脏风寒积聚病脉证并治第十一 ···················· 105

金匮要略改正并注卷下

痰饮咳嗽病脉证并治第十二·····················114

消渴小便不利淋病脉证并治第十三·············132

水气病脉证并治第十四···························139

黄疸病脉证并治第十五···························158

惊悸吐衄下血胸满瘀血病脉证并治第十六·······169

呕吐哕下利病脉证并治第十七···················176

疮痈肠痈浸淫疮病脉证并治第十八···············194

趺蹶手指臂肿转筋阴疝蛕虫病脉证并治第十九·····200

妇人病要略·······································203

妇人妊娠病脉证并治·······························204

妇人产后病脉证并治·······························209

妇人杂病脉证并治·································217

翻印陈逊斋伤寒卒病论改正并注序

吾华医学之有《伤寒卒病论》，亦犹吾华载籍之有六艺也。欲考东方文教之源者，不习六艺不可也；欲深究东方之医学，而不读《伤寒卒病论》，曰：我本刘河间；曰：我宗张景岳……是犹欲求至于海者不由巨川大渎而之断港绝潢恶乎可哉？伟欤！仲景东方医界千古之圣人也。其书奥衍精微，难测高深，历千百年以来，虽注家不下数百，然迷乱于阴阳五行，专家毕生所弗能通，遑论余子；知难而退，事理必然，此吾华医学之所以日趋不振矣！逮乎晚清识时之后，高唱"中学为体，西学为用"之论；吾蜀天彭唐宗海氏因缘是说，撰述《医学中西汇通》五种，其志良嘉，然非其论也！今日者，科学益昌，杰特之士辈出，援据西说以正国医学理者亦日众，而南闽长乐陈逊斋先生《伤寒卒病论改正并注》之作，其尤著者。先生清名医陈修园氏之苗裔，能此其家学而发扬光大之者也。旧书新说详博精该，的然各得其理之至当，信乎仲景之功臣矣！惜世无传本，莫得筌蹄。家兄东侯教学武胜之淳化中学，于先生之门人段君协元处偶见是书，且尚有《新温病学》《新本草》《新脉学》《中医生理卫生学》及《中医病理学》五种，抄录以归，余受而读之喜。既已来教成达中学，爰与友

1

人杨君止近、郑君伯渊、唐君孔彰、何君健儒，商所以翻印之，寻因事体滋大，未果。去年秋，课余之暇，偶尔道及，省立南充师范学生郑君元庆则极力怂恿，且为征求订户。乃复与杨、唐、郑、何君子重新擘画，更得成达、省师两校师生之赞助者一百余人，事以举。于是，进而与兴茂印刷社签订合约，限期于其年腊月开工，翌年二月出版，总计石印一百三十部。是书"原文"与"改正"复出有仅校正一字，亦必列为两条者，既费篇幅，阅读亦殊未便。思索久之因"制成符号两种，将'原文''改正，并列者，合为一条。其'原文，之校删者，以（）标示之；改正"之增入"原文"者，以【】标示之，而皆去其"原文""改正"等原有字样。如此，原书虽已改变旧观，然眉目清断，一望了然。于是邓君乃竭七日之力，将伤寒卒病两论，通校一过，咸签出之，以待缮录付印。讵料钞胥之事，又生波折，迟之再迟，止近始锐身独任，自为钞胥，伤寒论全部，几出其一人手笔。其卒病论则任麟书君所缮录，君盖预约钞胥也。今己丑冬十月两书先后完成，而时局动荡不可朝夕，其余五书则唯俟诸异日，然为时亦既经年矣。而邓君函告，逊斋先生已于今夏六月卒于陪都，则读是书者，能无抚膺叹息而有感于中乎！

公元一九四九年己丑岁初冬十月一日南充张宗景序

金匮要略改正并注卷上

脏腑经络先后病脉证第一

此篇总说人体内外各组织一切生理病理，故统称之曰脏腑经络先后云者，得病有先后，治疗有缓急也，脉是切脉，证是病证，包括望闻问切在内，然则本篇所论，殆即《金匮》要论之总论而已。

问曰：上工治未病，何也？师曰：夫治病者，见肝之病，知肝传脾，当先实脾。四季脾王不受邪，即勿补之。中工不晓相传，见肝之病，不解实脾，唯治肝也。夫肝之病，补用酸，助用焦苦，益用甘味之药调之。（酸入肝，焦苦入心，甘入脾，脾能伤肾，肾气微弱则水不行，水不行则心火气盛，则伤肺，肺被伤，则金气不行，金气不行则肝气盛，故实脾则肝自愈，此治肝补脾之要妙也。）肝虚则用此法。

实则不在用之，经曰虚虚实实，补不足，损有余，是其义也。余脏准此。

本节分三段，"唯治肝也"以上为第一段，"益用甘味之药调之"以上为第二段，"肝虚则用此法"以下为第三段，其二段与三段之间，由"酸入肝"起至"要妙也"数句是后人释文，当删，说明如后。

本节第一段，言上工治未病，见肝病即预防其传脾，宜先实脾，与中工之见肝治肝者不同，此肝病是实症，以实方能传，虚则不能传也；此脾病是虚症，以虚方受传，实则不受传也。每季各九十天，其最后十八天为脾土得令，故四季之末为脾王，王与旺通，脾王即脾实，脾实则不受传，虽有肝病不能伤脾，故曰四季脾王不受邪，勿补也。

本节第二段，言肝虚，虚则无余力以伤脾，故不必实脾，只宜补虚，曲直作酸，故以酸补肝，为补肝之正治法，肝得酸，易起虚性兴奋，故以焦苦平肝，为补肝之反佐法，肝虚肝实皆不得其平，故更以甘药调和之，使不偏重，为补肝之善后法，酸苦甘合用，补肝之能事毕矣。

本节第三段就肝病以概括其他各脏，言肝虚则用酸苦甘合治以补肝。反之肝实者则但宜泻，不宜补也，肝病然，五脏病亦无一不然，故治病不可虚其虚，不可实其实，不可损其不足，不可补其有余，此经义也。

本节酸入肝数句，论病理，既不可通，论治疗，多属凿柄，治一肝病，不惜健脾以制肾，扬火以伤金，损数脏以治一脏，上工不出此，中工亦断不出此，当是后人以五行学说解释经义之文学，不知何时混入原文，宜删之，以断纠纷。

肝病传脾之理，在中医旧说，即木克土是也，若以科学原理言之，肝生神经，脾主消化，交感神经受刺激，则消化力锐减，环境不良之人，终日忧伤愁烦，交感神经刺激过甚，交感神经所主之消化作用，因而迟钝，其刺激过甚，中医谓之肝郁，又称木旺，其消化迟钝，中医谓之脾弱，又称土虚，其感受刺激，影响于消化机能，中医谓之思虑伤肝，又称木克土。

夫人禀五常，因风气而生长，风气虽能生万物，亦能害万物，如水能载舟，亦能覆舟，若五脏元真通畅，人即安和，客气邪风，中人多死，千般灾难，不越三条：一者经络受邪，入脏腑，为内所因也；二者四肢九窍，血脉相传，壅塞不通，为外肤所中也；三者房室金刃禽兽所伤，以此详之，病由都尽。若人能养慎，勿令邪风干忤经络，适中经络，未流伤脏腑。即医治之，四肢才觉重滞，即导引吐纳、针灸膏摩，无令九窍闭，更能无犯王法禽兽灾伤，房事勿令竭乏，服食节其冷热，若酸辛甘，不遗形体有衰，病则无由入其腠理，腠者，三焦通会元真之处，为血气所注，理者，是皮肤脏腑之文理也。

五常，仁义礼智信也，风气，犹言气候，以一风字概括六气也。气候变化，适者生存，违反者死，故其生物害物，有如水之载舟覆舟也。飞潜动植各物，有朝生而暮死者，有春荣而秋萦而杖枯者，无他，缺之调节气候之能力而已。人为万物之灵，有天赋无常之美德，能调节气候，不为气候所转移，反利用气候以生存，与飞潜动植各物不同，故曰因风气而生长。

元真即正气，人类有此正气，故能调节气候，而抵抗六气之变化。此正气之能力，有一定限度，若超过限度，则正气渐感不支，即调节能力亦渐敢失败，而疾病生矣。五脏元真通畅，即正气不受障碍，能在一定限度之内，自由活动也，正气无恙，则疾病不生，故曰人即安和。客气邪风即气候变化，正气之能力，已超过限度，则调节机能薄弱，无法抵抗六气之压迫，而百病丛生，故曰中人多死。

正气失去抵抗作用，因而发生种种疾病，谓之千般灾难，约而言之，不过三条：第一为伤寒类病，其病毒由经络入脏腑，是内部之病；第二为风痹类病，其病毒中于四肢九窍，循环为之闭塞，是外部之病；第三为各种伤病或房事内伤，或金刃禽兽外伤，或衣服饮食失常之内外伤，是人事不调之病，以上三条，举凡一切疾病之道路，尽在于此，故曰病由都尽。

能慎重养息，勿使六淫之气，干犯经络，方中经络，未入脏腑，即速治之，则第一条之病可免矣。导引是自己捏其手足，使四肢循环不息；吐纳是呼炭吸氧；针灸，是刺激神经脉络；膏摩是用药胶按摩骨节，皆所以使毫窍关节通畅，如此治疗，则第二条之病亦可免矣。

不犯官刑，慎防虎狼，节制性欲，调其衣服，节其饮食，不贻<贻>身体以衰弱之机会，则第三条治病可免矣。

腠是身体组织的空处，为三焦淋巴液与血管渗漏之血浆两相交会之处，故曰血气所注，人身之正气即气血之作用，故血气交会之处，即元真所存在。原文但云三焦，不言血管者，因血管渗出之血浆，等于水分，全无红色，为淋巴管所吸收之后，即为淋巴液，皆统于三焦故也；理是身理内外各部组织表面之花纹，生理学之横纹肌与平滑肌，皆此花纹之类也。

问曰：病人有气色见于面部，愿闻其说。师曰：鼻头色青，腹中痛，若冷者死；鼻头色微黑者，有水气；色黄者，胸上有寒；色白者，亡血也；设微赤，非时者死，其目正圆者痉，不治。又色青为痛，色黑为劳，色赤为风，色黄者便难，色鲜明者有留饮。

此望色之法也，为四诊之一。全节皆指整个面部，故首句曰气色见于面部。原文但言鼻头，是仿内经明堂之义，举一以例其余耳。色清是郁血，郁血症多腹痛，若苦冷，则血凝而寒矣，故主死；色黑有水气，当与色黄胸上有寒对调，原文应作色微黑者，胸上有寒；色黄者，有水气。胸上指膈间，寒指寒饮，隔间有饮者，其色多黑，木防己汤症有隔间支饮，面目黧黑，其明证也；色黄是黄疸病之虚症，俗称阴黄，黄疸病小便必不利，故曰有水气，色白是失血，红色素缺乏，微赤两句。仍指失血，言亡血多色白，设时当夏令，则不白而赤者亦有之，若非夏令火不旺而色反赤，则为虚阳上越，故主死。目睛直视，曰正圆，亦称痉病，乃脑神经失败，故不治；色青是血凝，故主痛，前言色青腹中痛，是痛在局部，此言色青则不限于腹部也；色黑是肾精不足，为虚劳病；色赤是颜面充血，为风热病，色黄是十二指肠发炎，乃黄疸病之实症，故大便不通，色鲜明如镜，是积水，即水肿病，与痰饮不同，痰饮在内，水肿在外，原文言留饮者，古人"饮"字，多作"水"字解也，痰饮水肿，皆淋巴流行障碍，病原固相同耳。

师曰：**病人语声寂菽然，喜惊呼者，骨节间病；语声喑喑然。不彻者，心膈间病；语声啾啾然。细而长者，头中病。**

病在骨节之里，故声音寂寂而沉，骨节阵痛，故喜作惊呼；病在胸隔之间，出声不利，故言语不得透澈，喑喑然如有障碍；并在头部作痛，故啾啾然声细，不敢高扬；胸膈一无病，气机不受阻遏，故语虽细而声甚长。此闻声之法，亦四诊之一也。

师曰：**息摇肩者，心中坚，息引胸中上气者咳，息张口短气者，肺痿吐沫。**

一呼一吸谓之息，故息作呼吸言，呼吸时，两肩向上下摇动者，为胸中窒结之病也；呼吸时，引起胸中一种气体上冲喉管者，为咳嗽病也；呼吸时，频张其口，且感觉短气者，为肺痿吐延<涎>沫之病也。其理如左（下）。

呼吸之构成，由于横膈膜之升降，与两肋胁之张缩。呼气时，左右肋胁收缩，横膈膜上升，故气向外呼；吸气时，左右肋胁伸张，横膈膜下降，故气向内吸。令胸中窒结，横隔膜之升降为之障碍，左右肋胁亦因横膈膜升降不利，而失去张缩之作用，如此现状，势必呼吸停止，于是两肩起于救济，两肩上耸，即代替肋胁之伸张与横膈膜之下降也，两肩下垂，即替代肋胁之收缩与横膈膜之上升也。

气管有炎症，喉头必作痒，呼吸时，空气一出一入，喉头受空气刺激，其痒更甚，胸中之肺气，为排出作痒之故，因急迫上冲，呼吸之空气，与上冲之肺气，交相冲突，故作咳嗽，是咳嗽由肺气上冲而引起，肺气上冲，又由呼吸空气，刺激喉头而引起也。

肺痿吐沫，是病名，甘草干姜汤症即肺痿唾沫病也。肺萎则肺膜干缩故肺气不足，呼吸时，常觉气短也，吐沫则涎沫蕴蓄，故空气出入不利，常张口以助气管呼吸也。

师曰：吸而微数，其病在中焦，实也，当下之，即愈，虚者不治。在上焦者其吸促，在下焦者其吸远，此皆难治，呼吸动摇振振者不治。

此即新旧注家均解释牵强，与原旨不合，窃意"吸"字，兼呼吸言，吸而微数，是上中下焦均有之主症，呼吸微弱而频数，故曰微数，唯其微弱，故不得不频数，唯其频数，故愈见其微弱，此证有虚有实，中焦热实，障碍横膈膜之升降，因而呼吸微数者为实症，下之即愈，中焦虚寒，横膈膜本身机能不利，无法升降，因而呼吸微数者，为虚症，中医谓之中气不足，法在不治。在上焦者三句，承接虚者不治而来，虚在上焦者，呼吸必微数而兼短促；虚在下焦者，呼吸必微数而兼深远，一则病在肺，距离近，一则病在肾，距离远，故呼吸之短远不同，而微弱频数则一也，故皆属难治，此外有呼吸时，头摇身战者，其严重更超过于微数，则又不问上中下三焦。概属不治，盖阳气已竭，不足以息故也。

以上两节仍论闻声之法。

师曰：寸口脉动者，其因王时而动，假令肝王色青，四时各随其色。肝气青而反色白，非其时色脉，皆当病。

四季各有王时，春令阳气上升，谓之木王，夏令阳气焕发，谓之火旺，秋令阳气结实，谓之金王，冬令阳气沉藏，谓之水王，人身之气色与脉象，亦随时令而变化，肝属木，应于春令，其色当青，其脉当弦，心属火，应于夏令，其色当赤，其脉当洪，肺属金，应于秋令，其色当白，其脉当毛，肾属水，应乎冬令，其色当黑，其脉当石。设色脉与时令相反，谓之非其时色脉，例如肝木王于春，其色当青，其脉当弦，今反色白脉毛，则色脉与时令相反，所谓金克木，而肺侮肝也，如是者，皆为有病之色脉。寸口跌阳少阴并举者，为《内经》脉法，寸关尺并举者，为《难经》脉法。

五行之说为近代科学家所不取，然按之事实，未尝无理，编者曾著中医基本病理学概说，言之频详。

问曰：有未至而至，有至而不至，有至而不去，有至而太过，何谓也？师曰：冬至之后甲子夜半，少阳之时，阳始生，天得温和，以未得甲子，天因温和，此为未至而至也；以得甲子，而天未温和，为至而不至也；以得甲子，而天大寒不解，此为至而不去也；以得甲子，而天温如盛夏五六月时，此为至而太过也。

少阳为阳之初生，于一岁为冬至后之甲子日夜半起，计六十天，为少阳主气，时令既交少阳，气候即开始温和，设时令未至甲子，而天气已先温和，则为时未至而气已至；时令已至甲子，而天气尚未温和，则为时已至而气未至；时令已交甲子，而天气不见温和，反大寒不解，则为温和之新时令已至，而严寒之旧气候未去；时令已交甲子，而天气过于温热，有如盛夏酷暑，则为时令之温和已至，而气候之炎热太过。凡此所述，皆时令气候失调，人类调节机能，若稍有失败，即易患病。上一"至"字，指时令言；下一"至"字，指气候言。

师曰：病人脉浮者在前，共病在表；脉浮者在后，其病在里（腰痛背强不能行，必短气而极也）。

本节语气，至其病在里，即已完足，"腰痛"以下，当删去，以文义既不相接，病理异亦不联实，不知何处之文字，误附于此也。在前在后，指寸尺两脉言，浮脉见于寸部，是病在表，血液尽量向外奔集，寸部为末梢血管之终点，故血压至此已难再进；浮脉见于尺部，是病在里，血液不能尽量向外奔集，尺部为末梢血管之起点，故血压至此，已归和缓，本节但言浮脉，其他各脉，皆可类推。

问曰：《经》云厥阳独行，何谓也？师曰：此为有阳无阴，故称厥阳。

《内经》并无厥阳独行之文明，原文引经文，不知何所根据，《素问·调经论》曰："血之与气，并走于上，是为大厥，厥则暴死。"此即今日之中风病，经意殆谓中风病，由于气血合并上冲，人即昏厥，昏厥则暴死也。古人以气为阳，血为阴，气血上冲为大厥，但血冲而气不逆，则其厥为阴，谓之有阴无阳；但气冲而血不冲，则其厥为阳，谓之有阳无阴。原文"厥阳独行"，当是气冲，而血不逆，证之病理，阳与气皆属神经作用，气冲即神经兴奋，俗称肝气上犯；血冲即是脑充血，血冲气冲，皆一时昏厥，不至于死，必气血两冲，方为中风之暴死病也。

按生理作用，神经兴奋兴<性>与血压上升是同时变化，不可分离，故气冲血冲，有相互关系，特古人解剖常识不足，但见因急气致厥者，即称为气冲称为阳厥而已。

问曰：（寸脉沉大而滑，沉则为实，滑则为气，实气相搏）血气入脏即死，入腑即愈，此为卒厥，何谓也？师曰：唇口青，身冷，为入脏即死；如身和，汗自出，为入腑即愈。

卒厥即仓卒昏厥也，卒厥与暴厥同义。凡中风与急性脑贫血，及急性脑充血，均有此现状，本节"卒厥"或者中风，或泛指贫血、充血，均无不可。入脏入腑，非组织上之脏腑，古人以脏为阴，主藏而不泻，腑为阳，主泻而不藏。入藏，谓邪不可出，入腑谓邪可外出，故一主死，一主生也。然入脏之象征，为唇口青，身冷，明明是心脏衰弱，因生温不足，故身冷，因循环障碍，故色青也；入腑之象征，如身和，汗自出，明明是心脏尚强，因生温不感缺乏，故身不冷而和，因正气尚能排毒，故汗能自出也。凡神经昏厥之时，循环障碍，淋巴壅滞，必引起水毒，正气强者，则能由汗腺排泄水毒，故病可愈。

"寸脉沉大"四句，是脉经家言，与原文词意不符，当删。

问曰：脉脱，入脏即死，入腑即愈，何谓也？师曰：非为一病，百病皆然。譬如浸淫疮，从口起流向四肢者可治，从四肢流入来口者不可治，病在外者可治，入里者多死。

脉脱，是脉象失其搏动之常态，犹言微细如脱也。入脏死，入腑愈，是古人病轻病重之术语，犹言病人入阴则死，出阳则愈也。原文引浸淫疮以为例，由口流出四肢，为由阴出阳，由四肢流入于口，为由阳入阴。可<知>"脏腑"二字，是阴阳表里内外之代名词，凡病皆宜出阳，不宜入阴，不独卒厥也。后人不知其理，因本篇厥阳、卒厥之症，即下文中风专条各症，均有入脏入腑之句，遂谓中风有中脏中腑之别，其错误不亦甚乎。

问曰：阳病十八，何谓也？师曰：头痛，项、腰、脊、臂、脚挛痛。阴病十八，何谓也？师曰：咳上气喘，哕、咽、肠鸣胀满，心痛拘急。五脏病各有十八，合为九十病，人又有六微，微有十八病，合为一百八病。五劳七伤六极、妇人三十六病，不在其中。清邪居上，浊邪居下。大邪中表，小邪中里，䅭饪之邪，从口入者，宿食也。五邪中人，各有法度，风中于前，寒中于暮，湿伤于下，雾伤于上，风令脉浮，寒令脉急，雾伤皮腠，湿流关节，食伤脾胃。极寒伤经，极热伤络。

本节分作两段，"不在其中"以上为一段，总言各病之名词与数目；清邪居上以下为一段，分言各病所由之路径。头、项、腰、脊、臂、脚，六者为阳病；咳嗽、上气喘逆、哕呃、咽梗、腹鸣而胀满、心痛而拘急，六者为阴病。三阴三阳各有六病，故各称十八病，五脏各十八病故，五脏其有九十病；六腑各十八病，故六腑共一百八病。原文"六微"，当是"六腑"之误，盖既有脏病，必有腑病，且有一百八病，正合六腑各十八病之数也。五劳七伤六极，共得十八病，当即五脏六腑各有之十八病也。妇人病与男子病不同，故妇人三十六穴病，不在五劳七伤六极十八病之内。清邪即雾，浊邪即湿。雾荡于上，故曰居上；湿伤于下，故曰居下；大邪是风，小邪是寒，蟹饪之邪是饮食。五邪中人一句，是承接清浊大小蟹饪而来，故称五邪。风中于前五句，是解释五邪伤人之道路，"极寒伤经"两句，是由寒而推论到极寒，并由极寒，复推论到极热，非五邪内之文字也。经络包括血管神经言，大者直者为经，横者小者为络。

问曰：病有急当救里救表者，何谓也？师曰：病，医下之，续得下利清谷不止，身体疼痛者，急当救里；后身疼痛，清便自调者，急当救表也。

本节大旨，言阳虚之症宜急治，即大论先救阳而后解表之意也。下利是里寒之症，体痛是表寒之症，故先救其下利之里寒，迨大便已调，下利已止，体痛未去者，再行救其表寒，救里宜四逆汤，救表宜桂枝汤。

夫病痼疾，加以卒病，当先治其卒病，后乃治其痼疾也。

本节大旨，言痼疾当后治，卒病当先治也。卒病即仓促发生之急性病，痼疾即一时不死，亦难遽痊之慢性病。

师曰：五脏病各有所（得）【喜，各随其所喜】者愈；五脏病各有所恶，各随其所不喜者为病。病者素不应食，而反暴食之，必发热也。

"各有所得"一句，是下节文字，本节言五脏各有喜恶，下节方言五脏各有所得也。玩一"愈"字，可知应有各随其所喜者一句，语气方完，且与各随其所不喜者一句，正相对照。喜者宜也，五脏病各有所宜，投其所宜，故病愈；恶者不宜也，不宜，即为病情所不喜，投其所不喜，故为病。然五脏病甚多，为五脏病所喜与不喜者亦不少，兹但以饮食一项言之，素不应食者，即素所不喜食者也，设不喜食之物，而暴食之，则消化不易，必发胃肠炎之病也。暴思，是暴食之误否，则病人所思，正病人之所喜，投其所喜，安得为病耶。

夫【五脏病，各有所得。】诸病在脏，欲攻之，必随其所得而攻之。如渴者，与猪苓汤。余皆（仿）【做】此。

本节"诸病在藏"之上，应有"五脏病各有所得"

一句，下文随其所得而攻之，方有来历。得者，得病之物质也，凡病必有所寄托，譬如咳嗽病，必寄托于痰，则痰为咳嗽病所寄托，换言之，即咳嗽是病，痰是得病之物质，欲治咳病，必攻其得病之痰，故曰必随其所得而攻之。原文举渴病用猪苓汤以为例，益以渴者病也。渴病之寄托在水，故水为渴病所得之物质，欲治渴病，必攻其得病之水也。举一渴病，其他皆可类推。故曰余皆仿此。

痉湿暍病脉证并治第二

本篇痉湿暍三病，皆冠以太阳病之名，当是《伤寒论》之文字，痉病各节，宜归还伤寒论桂枝加葛根汤各条之下，湿病即湿温，暍病即中暑，又称热病，皆《难经》"伤寒有五"中之湿温病与热病，故皆宜归还《伤寒论》中，《金匮》乃治杂病之书，不应列入《伤寒》文字也。

太阳病发热无汗，反恶寒者，名曰刚痉；太阳病，发热汗出，而不恶寒者，名曰柔痉。

痉即痓之变形，无汗之痉病曰刚痉，有汗之痉病曰柔痉，刚柔两痉，均以项背强几几为主，原文不言者，省文也，刚痉是葛根汤之症，柔痉是桂枝汤之症，仲景书用"反"字甚多，无甚深义，不可拘执。不恶寒，或云不恶寒而恶风，或云"不"字是衍文，当删。

太阳病发热脉沉而细者，名曰痉，为难治。

此节亦有项背强几几在内兼刚柔两痉而言，痉病之脉为弦，太阳病之脉为浮，故太阳痉病之脉当浮而弦也，今沉而不浮，细而不弦，则太阳病而见少阴心脏衰弱之脉矣，补正则增邪，攻邪则伤正，故为难治。

太阳病，发汗太多。因致痉。

夫风病，下之则痉，复发汗，必拘急。

疮家，虽身疼痛，不可发汗，汗出则痉。

痉病之原因，为津液不足，项背神经肌肉，因缺水而起挛痉，太阳无汗之伤寒病，发汗过多，则津液枯竭，故致痉，太阳有汗之中风病，下之则伤津液，故疮，复发汗亦伤津液，故拘急，拘急即痉也。太阳伤寒无汗体痛，若其人为津液早虚之疮家，则不特不宜过汗，抑且不能发汗，发汗则津液益绝，其为痉更无待言矣。

病者，身热，足寒，颈项强急，恶寒，时头热，面赤，目赤，独头动摇，卒口噤，背反张者，痉病也。若（发其汗者）寒湿相（得）【搏，发其汗者，】其表益虚，即恶寒甚，发其汗已，其脉如蛇，暴腹胀大者，为欲解，脉如故，反伏弦者痉。

"暴腹胀大"一节，应与"其脉如蛇"相连，原文另作一节，实误，细玩文气，当分三段，"痉病也"以上为第一段，言痉病之症状；"即恶寒甚"以上为一段，言汗后之虚寒；"发其汗已"以下为一段，言脉证之良否。

第一段意义，病者，身热，恶寒，颈项强急，本太阳表证所应有，面目赤，足寒，亦太阳并体温上升之常事，独其头动摇，其口忍噤，其骨反张，则为脑脊髓膜之里病所专有，故曰痉病也。

第二段意义，太阳痉病，本不禁汗，若少阴虚寒交搏之病人，则不宜汗，汗之则表益虚，而寒益甚，少阴误汗，将无以善其后矣。

第三段意义，太阳痉病，其虚本可汗，其脉本浮弦，设汗后，脉不弦直<而>蛇曲，且得土鼓其蓄水以备救济暴然腹部胀大者，则其病为将解，设汗后，脉浮弦<如>故，或汗出过多，脉不浮而沉伏，其弦仍在者，则其病仍为痉病未解也。

按痉病之原因，为津液枯竭，绝无湿滞之理，故寒湿二字，不合病理，但虚寒则有之。如上文脉沉而细，名曰痉，为难治，即少阴虚寒也。

夫痉脉，按之紧如弦，直上下行。

痉病是神经挛急，故其脉紧急如弦，直上<下>行，言上行鱼际，下行尺泽，皆直而不曲也，脉之弦急，由于血管内之神经纤维痉挛，脉管内之神经纤维，又出于脊髓，故痉病多起于脊髓膜发炎也。

本节词意，颇类反掉文字，盖上节曰脉如故，未言脉象，读者多疑之，若将本节与上节相连，作为反掉文字，则明白晓畅矣。

痉病有灸疮，难治。

痉病由于津液缺乏，若有灸疮，则两阳交灼，水液益涸，故难治。

太阳病，其证备，身体强几几然，脉反沉迟，此为痉，栝楼桂枝汤主之。

栝楼桂枝汤方 即桂枝汤原方加栝楼根二两

方用桂枝，可知是太阳伤风，其证备，寒热头痛出汗，各症皆具也，体强几几，是痉挛作用，此为痉，言此为太阳中风之柔痉也。方中应有葛根，不得独用桂枝，脉沉迟则为少阴心脏衰弱，乃重笃之痉病，仅一栝楼根，岂能胜任？意者病人有口渴饮水之症，而少阴病又无法两全，故但以花粉为之生津润燥欤。六年前，治一货币改革委员会秘书刘子瑜君，患太阳痉病，脉迟而微细，自言不能服温药，爰以本方加葛根治之，一剂而愈。脉理之不可测度，大抵如此。

太阳病无汗，而小便反少，气上冲胸，口噤不得语，欲作刚痉，葛根汤主之。

葛根汤方 见《伤寒论》，即桂枝加麻葛

无汗则小便多，常理也，今小便少，故曰反无汗，是太阳伤寒，气上冲胸，是水液既不由汗腺分泌，又

不由小便排出，故气管起代偿性作用，而见气冲也；口噤是咀嚼神经缺乏津液滋润而痉挛，因口噤，故不得言语，"欲"解作当。太阳伤寒无汗之痉病，谓之刚痉，其症当有项背强直，用桂枝汤加麻黄，治无汗也，再加葛根吸水上升治痉挛九<也>。

痉为病，胸满，口噤，卧不看席，脚挛急，必齘齿可与大承气汤。

大承气汤见《伤寒论》

此痉病之剧症，阳明里实，津液干涸，神经缺水，因发痉挛，与太阳痉病不同，故宜下不宜汗也。胸满，即阳明喘满；口噤齘齿，均咀嚼神经痉挛，上下两齿因痉挛而起紧急摩擦，谓之齘齿；脚挛急，是两足末梢神经缺水而拘急；卧不看席，是脊背神经过度强直，臀部与肩部两端着席，腰部中空也，此为脑脊髓膜炎之由阳明里实而引起者。

太阳病，关节疼痛而烦，脉沉而细者，此名湿痹之病，小便不利，大便反快，但当利其小便。

此湿温病也。本伤寒五种中之一，故曰太阳病，以湿为主，因属于热病范围，故称湿温。本节专论湿气之症候与脉搏治法，并未涉及发热，故不言浮脉，但云沉细，湿滞则脉沉，血液中之水分因渗漏而减少，则脉细也。关节乃两骨交界之处，中多孔隙，易留水分，故湿气多留关节；痛而烦者，湿气刺激神经而作痛，因疼痛故烦扰不安也。湿痹即湿滞，小便不利，是湿气而不下渗，大便反快，是大便如常，非快利也，若便果快利，则为泄利，岂得谓快？平人生理，小便不利，则大便当溏泄，今不溏泄而平快，故曰反，小便不利，大便亦不溏泄，即湿滞之明证。

湿之来源有二：一为空气中水分饱和，障碍汗液之排泄，此汗液已出于汗腺，既不能散出，于外又不能退回于内，则闭于皮腠之下；一为内部有寒症，毛细血管充血，血液中之水分续续渗出，停积于内部组织之空处，浸于气管，则为痰为饮，流于肠管，则为溏为泄，下走膀胱，则为蓄水，外达皮膜，则为肿满。前者为外湿，后者为内湿，外湿宜发汗，内湿宜利水<小>便。本节湿流关节，属于内湿，故但当利其小便也。

湿家之为病，一身尽痛发热，身色如发黄也。

此湿温病之提纲也，一身尽痛，乃弥漫性之关节疼痛之发热，乃兼有流行性表病，身色发黄，乃并发黄疸病也，疼痛与黄病俱当利尿去湿，发热当兼解表，麻黄连翘赤小豆汤主之。

湿家，其人但头汗出，背强，欲得被覆向火，若下之早，则哕，胸满，小便不利，舌上如胎者，以丹田有（热）【寒】，胸上有（寒）【热】，渴欲得欲<饮>，而不能饮，则口燥烦也。

欲待<得>覆，被向火，阳虚也，阳虚则寒凝而湿滞，故全身无汗，仅头上汗出，构成上热下寒之症；背强，即痉病，水凝于下，火亢于上，脊背肌肉神经，因而痉挛强直也。湿病无下法，寒湿尤禁下，设误下之，则体工必起救济作用，力图气血之上升，以为抵抗，由是下焦之寒，既固下而益虚，上焦之热，反因下而加炽。哕呃者，胃气上冲也；胸满者，气血上浮也；小便不利者，肾气上腾也；舌上如胎者，上焦有热也。丹田为真火所出，下焦寒，是为丹田有寒，胸中为阳气所聚，上焦热，是为胸上有热，燥烦欲饮，即上热之表现，渴不得饮，即下寒之象征。

凡阳虚病，多下寒上热，或内寒外热，其寒为真寒，其热为假热，误下则寒者愈寒，热者愈热，剧者则阴盛格阳，或浮阳上越，或虚阳外脱，中医不知体工救济之作用每谓为火性炎上，水性就下也。

湿家下之，额上汗出，微喘，小便利者死，若下利不止者亦死。

下后虚阳上脱，则额上汗出，而且气喘，真阴下脱，则小便自利，或利遂不止，阴阳同脱，故皆主死症。

上节是寒湿，本节亦是寒湿，所不同者，上节下后，仍为上热下寒，本节下后，则为上脱下绝，故上节之症，可用温补下焦之方法，使下阳增强，得与上热平均；本节之症，则上热变为阳脱，下寒变为阴绝，可知下寒上热之症，甚则变为阴盛格阳，又甚则变为阴阳两脱。

风湿相搏，一身尽疼痛，法当汗出而解，值天阴而不止，医云：此可发汗。汗之病不愈者何也？盖发其汗，汗大出者，但风气去，湿气在，是故不愈也。若治风湿者发其汗，但微微似欲出汗者，风湿皆去也。

风指神经，湿指内外两湿。阴雨不止，则空气中水分饱和，障碍汗液之蒸发，是为外湿，一身尽痛则湿气弥漫全身，神经因而疼痛，是为外湿引起内湿，神经因湿气刺激而作痛，是为风湿。外湿以汗为主，发汗则外湿去，发汗时体工供给汗液之故，尽量吸收体内之水分以资接济，故发汗则内湿亦去，但发汗不过多，若大寒淋漓则体工不及吸收内部之水分，皮肤之疼痛虽因大汗而解，然仅去其外湿，不能去其内湿，曰风气去，言疼痛已止也；曰湿气在，言内湿仍留也。结果内湿不去，疼痛亦必复发，故病终不愈也。治风湿之法，宜遍身漐漐微微似汗，斯皮毛一面出汗，体工一面吸收，内外湿可除而病皆愈。《伤寒论》桂枝汤方经曰，不可令如水淋漓，病必不除，即此理也。

（湿家病，身痛发热面黄而）【病人】喘，头痛鼻塞而烦，其脉大，自能饮食，腹中和无病，痛在头中寒湿，故鼻塞，内药鼻中则愈。

本节即上篇清邪居上之症，病在头部，故曰头中寒湿，其寒为外寒，其湿为外湿，殆即上焦感受寒邪，障碍水分之排泄也。鼻窍上通大脑，下通气管，为脑与肺分泌液体之门＜户＞，头部感寒，分泌障碍，故头痛鼻塞气喘，并因痛塞喘之故而发烦，且因心脏起抵抗之故而脉大，饮食如故，肠胃无病，不必小题大做，治法但开窍排湿，内药鼻中，使脑肺两宣，水液流出足矣。

湿家病身痛发热面黄各句，脉经无之，缘身痛发热诸症，非内药鼻中可治也，今依照删去。纳药方据《千金》及《千金翼》《活人》各家所载，均用瓜蒂末少许吹鼻，或棉裹塞鼻，少顷流出黄水即病愈。

湿家，身痛，可与麻黄加术汤，发其汗为宜，慎不可以大攻之。

本节身痛之外，必有发热，用麻黄之发散，以解外湿，加白术之吸收，以除内湿，禁大攻者，恐湿与热合，及增发热也。

麻黄加术汤方即《伤寒论》麻黄汤原方加白术四两

病者，身尽痛发热，日晡所剧者，名风湿，此病伤于汗出当风，或久伤取冷所致也，可与麻黄杏仁薏苡甘草汤。

身痛发热皆湿温，关节炎常有之症，风湿解说见前。日晡所痛热独剧，急性热病多有之，日晡时剧，他时则轻，是痛热有缓急也，仲景于发炎性痛症，有轻重缓急者，每用薏米，如肋膜炎症，痛有缓急，用薏苡附子散，其明证也，汗出当风，则障碍汗水之排泄，天热贪冷，亦妨碍汗液之蒸发，是风与寒皆为致湿之原，而湿气又为疼痛之本也。

麻杏薏甘汤，即杏子汤加薏苡，麻黄解表，以退热驱湿，杏仁降水以利肺行湿，薏米止痛去湿，兼防化腐，凡发作性疼痛症，热剧者多化脓，不可不预为之计也。

麻杏薏甘汤方

麻黄_{去节，半两，汤泡}　甘草_{一两，炙}　薏苡仁_{半两}

杏仁_{十个，去皮尖，炒}

按：本方分量甚轻，当是后人所改。

风湿，脉浮，身重，汗出恶风者，防己黄芪汤主之。

古人以表症有汗者为风，以身痛重或肿为湿。本节有脉浮汗出恶风之脉症，故称风，有身重故称湿，合而言之，则称风湿。防己为利尿去湿消下焦肿之专药，因方测症，本节应有小便不利，或下焦肿胀，方书云：腰以下肿，当利小便，即本方用防己之意也。病在下，无发汗之必要，虽浮脉属表，而汗出恶风，是表虚非表实，故用黄芪以和卫托阳，不发汗亦不留邪也。

黄芪具补散两性，有扶正驱毒作用，扶正则不惧发汗，驱毒则不虞留邪。表虚之症，发汗不可，不汗又不可，唯黄芪得以两全其用。今人不知此理，谓黄芪止汗，实属错误，外科以黄芪为托毒，引阳气以外达，何尝止汗也？

防己黄芪汤方

防己一两 **甘草**半两，炒 **白术**七钱半 **黄芪**一两，去头

右（上）方，喘者加麻黄，腹痛加芍药，气冲加桂枝，下寒加细辛，以被绕下半身，温令微汗出，便愈。

伤寒八九日，风湿相搏，身体疼烦，不能自转侧，不呕不渴，脉浮虚而涩者，桂枝附子汤主之，若大便坚，小便自利者，去桂枝加白术汤主之。

风湿相持，骨节疼烦掣痛，不得屈伸，近之则病刷，汗出短气而小便不利，恶风不欲去衣或身微肿者，甘草附子汤主之。

以上两节《伤寒改正》已有解释，不再赘。

太阳中暍，发热恶寒身重而痛疼，其脉弦细芤迟，小便已洒洒然毛耸，手足逆冷，小有劳，身即热，口开，前板齿燥，若发其汗，则恶寒甚，加温针，则发热甚，数下之，则淋甚。

中暑西名射病，其症有虚有实，有寒有热，本节所论，为寒热错杂，阴阳两伤之虚症发热。恶寒是体温变化，身重而痛是阳虚无法化湿。细芤是脉管空虚，弦迟是神经紧缓，一属血为阴虚脉，一属气为阳虚脉。小便已体温由膀胱走脱，洒洒毛耸是皮肤起收缩作用，因体

工于膀胱散温之后急起皮毛护温，津液亏也，手足逆冷是心脏不能播送体温，阳虚也；略劳动，即发热，是劳动升温，津液于劳动时，因燃烧而耗竭，阴虚也。伤暑之人，必见喘喝，其必张<口>，阳气也，张口过久，其齿牙必缺乏津液，故前板之齿必感干燥，阴虚也。中暑不宜汗，汗则阳虚，故恶寒甚。不宜温针，温针则灼津亡阴，故发热甚；不宜下，下则阴阳两虚；膀胱失其约束，小便淋滴，有如遗尿，膀胱缺乏津液，故点滴如淋，格格不快。中暑病，本节之症为重，宜最多治疗方法，宜清润养阴，温和养阳，时方消暑益气汤及生脉散合大顺散诸剂，可酌用之。

太阳中热者，暍是也。汗出恶寒，身热而渴，白虎加入参汤主之。

此中暑之实症也。汗出是内热重，体工起排温作用，恶寒身热，即发热恶寒，乃太阳病体温变化之故，口渴是津液被灼之实热症，治法宜白虎退热，加人参主津，故白虎加人参汤主之。

白虎加人参汤方见《伤寒论改正》

太阳中暍身热疼重而脉微弱，此以夏月伤冷水，水行皮中所致也。一物挂蒂汤主之。

此中暑之湿症也，身热即发热，是体温变化；疼重是疼而且重，湿滞也，夏暑之月，贪凉洗冷，汗液分泌不透，郁遏与皮肤之下而成外湿，末梢血管为皮下湿气所障碍，故脉不浮而微，不大而弱。一物瓜蒂汤专消皮下积水，故主之。

瓜蒂味苦性寒，主治大水，消四肢浮肿，本节之症，虽不言浮肿，而行水去湿则毫无疑义，暑症多不宜汗，而积水又不能不去，故以一味瓜蒂为之消水也。

以上二节，一为虚症，又称暑虚；一为实症，又称暑热；一为湿症，又称暑湿，皆有发热恶寒，故列于《伤寒》太阳病之范围，中风、伤寒、湿温之太阳病皆可汗，独温病热病（即中暑）不可汗，学者志之。

一物瓜蒂汤方

瓜蒂一味计二十七个

百合狐惑阴阳毒病证第三

本篇之病皆是急性热毒，共列一篇，热毒蕴于神经者为百合病，其毒由头脑通于小便；热毒蕴于上下两部者为狐惑病，其毒由咽喉齿牙连及二便；热毒蕴于内外两部者为阴阳毒病，其毒由咽喉出于皮肤。治法皆宜，解毒杀菌。

论曰：百合病者，百脉一宗，悉致其病也。意欲食复不能食，常默默，欲卧不能卧，欲行不能行，〈欲〉饮食，或有美时，或有不用闻食臭时，为寒无寒，为热无热，口苦，小便赤，诸药不能治，得药则剧吐利，为有神灵，身形为<如>和，其脉微数。每溺时头痛者，六十日乃愈；若溺时头不痛，淅然者，四十日愈；若溺时快然，但头弦<眩>者，二十日愈。其证或未病而预见，或病四五<日>而出，或病二十日，或一月微见者，各随证治之。

此脑炎病也，热毒侵脑，神经失其常态故有此病，或为各种急性热病之前驱，或为各种急性热病之并发。一日微见，当是一月后见之误，病二十日或一月后发见者，是并发症；未病而预见者，是前驱症；六十日、四十日、二十日不必拘热，但表示病期之久暂而已，《千金方》之日期与此颇不同，可知时间普无一定也。溺时头痛或不痛而淅然，或快然，但头眩是表示病势之轻重，本病溺时头痛之理科学上殊难解索，大约毒之出之小便，每遇小便头脑之毒必起分解作用，故溺时必见头痛，与伤论小便已头草然而痛，其理相同，迨头痛渐轻，毒亦渐少，放<方>病愈亦渐速；脉数口苦小便赤是热性病之象征，病在神经不在肠胃，故用吐下剂，则吐利益剧；欲食不食，起卧不安，寒热不明，是神经变态，莫可模捉；忽而觉饮食之美，忽而又不闻臭味，是味神经失常；默默是无烦躁之里症；形和是无寒热之表症；为有神灵亦是神经变态；百脉悉病，是神经中枢有病，全体神经悉受影响；病名百合，是古有此病用百合治愈，故以为名，古人不知神经作用，故以药名为病名也。

百合病，发汗后者，百合知母汤主之。

百合病，以汗吐下为逆，若已经误汗，当以百合知母汤主之。百合形如脑髓，多汁，性凉，有消炎解热醒脑之功用，为脑炎病之主药。汗后阴液不足，神经缺乏涵养，故加滋阴退热之知母，名为百合知母汤。

百合知母汤方

百合七枚，劈　知母三两，切

右（上）方先以水洗百合，渍一宿，当百沫出，去其水，更以泉水二升，煎取一升去渣，别以泉水二升，煎知母，取一升去渣，热泼合煎，取一升半，分温再服。

百合病，下之后者，百合滑石代赭汤主之。

百合病，已误下之后，除仍用百合消炎醒脑外，加赭石以镇抚肠胃，使消化神经不因下而震动，加滑石以利尿，使头脑热毒仍得从小便而出。

原文无“百合”二字，但云滑石代赭有误，今依《千金》加入。

百合滑石代赭汤方

百合七枚，劈　滑石三两，碎　代赭石一枚，碎，均绵裹

右（上）方先渍煎百合如前法，后煎滑石赭石如知母法。

百合病，吐之后者，百合鸡子汤主之。

百合病，已犯误吐之逆者，除仍用百合外，加鸡子黄，以养阴和胃，缘吐后伤其胃液，胃不调和，则大脑神经甚为之不宁，鸡子黄和胃养阴兼安静大脑也。

百合鸡子黄汤方

百合七枚　**鸡子黄**一枚

右（上）方先渍百合去沫，以泉水二升，煎取一升去渣，纳鸡子黄搅匀，煎五分，温服。

百合病不经吐下发汗，病形如初者，百合地黄汤主之。

百合病，未经汗吐下之逆治，其病状仍如最初，神经恍惚不可模揣，并无他项变化者，则为神经变态之本病，治法宜醒脑清血，消炎逐瘀，百合地黄汤主之。

凡脑膜炎症神经错乱者，用本方有特效，即并发痉挛之脑脊髓膜炎病，亦可用本方加减治之。

诸家谓上三节之症是百合病，发见于汗吐下之后，非也，本节明明言不经吐下发汗病形如初，可知前三节是先有百合病，复经汗吐下之逆也。

百合地黄汤方

百合七枚，劈　**地黄汁**一升

右（上）方渍煎百合如上法，内地黄汁，煎取一升五合，分温再服。大便当如漆。

按地黄清血养荣，易渣为汁，更能降低血压，兼去

瘀结，仲景于神经错乱病，狂妄烦躁者均用之，例如防己地黄汤，治病如狂状是也。

百合病，一月不解，变成渴者，百合洗方主之。

百合病，经过一月不解，变为口渴，是全身交感神经，为热毒传染，不能输送津液，依见阴补阳之法，用百合洗身，使神经畅达，水津不致壅滞，则病可愈矣。

百合洗方

百合一升，以水一斗，渍一夜，用之洗身，洗己，食煮饼勿以盐豉也。

按食煮饼，即以麦粉制成饼，煮而食之也，能止口渴，农人有事于田畴，每时煮饼，以解热渴，即同此理，盐豉味咸耗津，故忌食之也。

百合病，渴不差者，栝蒌牡蛎散主之。

渴不差，是用百合洗方，而渴仍不止也，病在津液不足，与津液壅滞不同，栝蒌生津止渴，牡蛎水族之物，性寒质重，水族之物，多生津；性寒，能退热；质重，能镇抚神经，且引热下行，使不上灼，渴在上而清其下，是见阳救阴之法。

栝蒌牡蛎散方

栝蒌根　**牡蛎**各等分

右（上）两味，共为末，饮服方寸匕，日三服。

百合病，变发热者，百合滑石散主之。

百合病，如热无热，身形如和，本不发热，今反发热，故曰变也，此发热与太阳考热不同，不宜汗解，百合病之出路在小便，故以滑石坠火而利尿，使热毒下行，仍以百合治其大脑神经也，热在外而治其内，亦见阳救阴之法。

百合滑石散方

百合一两，焙干　　**滑石**三两

右（上）二味，共研末为散，饮服方寸匕，日三服，当微利，热即除。

百合病，见于阴者，以阳法救之；见于阳者，以阴法救之。见阳攻阴，复发其汗，此为逆；见阴攻阳，乃复下之，此亦为逆。

此节"阴阳"二字，各家均作阴虚阳虚，殊误。百合病是热症非寒症，只有阳而无阴也，"阴阳"二字作内外言，外为阳，内为阴。见于阴是病在内，以阳法救之是治其外也，例如口渴为见于阴，用百合洗方，则以阳法救之矣；见于阳是病在外，以阴法救之，是治其内也，例如发热为见于阳，用百合滑石散，则以阴法救之矣。见阳攻阴以下数句，是言百合病为热症，可滋阴清热以救之，不可汗吐下以攻之，故见阳救阴可也，见阳攻阴则为逆，设不攻阴而发汗，则为见阳攻阳，亦为逆；见阴救阳可也，见阴攻阳则为逆，设不攻阳而下之，则为见阴攻阴，亦为逆。近代医学，凡病涉脑系皆

禁止攻伐，与中医百合病可以救不可以攻之理，如出一辙。

狐惑之为病，状如伤寒，然默默欲眠，目不得闭，卧起不安。蚀于喉为惑，蚀于阳为狐。不欲饮食，恶闻食臭，其面目乍赤乍黑乍白，蚀于上部，则声喝【咽干】甘草泻心汤主之。蚀与下部（则咽干）苦参汤洗之。蚀于肛者雄黄熏之。

原文三节（按"甘草泻心汤主之"以上为一节，"苦参汤洗之"为一节，"雄黄熏之"又为一节，校者附注）一气相连，应连成一节，咽干与声喝同属上部之病，原文列于下部不合。

狐惑病，即急性疳病，因热毒蕴蓄而生虫，虫蚀于上为上疳，包括齿牙口腔咽喉而言，最烈者为走马牙疳，穿腮落齿，脱唇腐咽，死不旋踵；虫蚀于下为下疳，包括大小便而言，有肛门溃决者，有小便腐蚀者。上疳之虫曰惑，下疳之虫曰狐，金匮不言疮而言虫者，溯其源也。本病初起，多有寒热，故曰状如伤寒，凡患虫病者，外形多默默喜卧，不言不语，虫才于内，虽眠而目不得闭，起卧亦烦躁不安。蚀者烂也，"喉"字，包括口腔各器官；"阴"字，概括大小二便。不欲饮食，解见下节。虫闻食臭，则蠕动不已，故病人不欲闻食臭；虫之蠕动有休止、有升降，故病人面色，乍赤乍黑乍白，而弛张无定。上疳用甘草泻心汤，诸本及原本均误作大论甘草泻心汤，干姜岂可治毒，人参岂可治热？当是泻心汤和甘草，故名甘草泻心，芩连退热杀菌，大黄荡实去毒，加甘草以消咽喉之炎症，二方相去天壤，生死攸关。苦参雄黄消炎杀菌，一洗前阴，一熏后阴，苦参并可通用，不限于小便。

甘草泻心汤方即《伤寒论》泻心汤（一名大黄黄连泻心汤）加甘草三两

苦参汤方　一味苦参煮汤洗之。

雄黄熏方　以雄黄置西瓦中，烧熏患处。

病者，脉数，无热，微烦，默默，但欲卧，汗出，得之三四日，目赤如鸠眼，七八日，目四眦黑，若能食者，脓已成也，赤小豆当归散主之。

本节症候，诸家或指为阴阳毒，或指为承上启下之文字，殊误。阴阳毒五日可治，七日不可治，岂有三四日始目赤，七八日始眦黑之理，窃意本节仍是论狐惑，病者即患狐惑病之人也。脉数微烦，是内热症；无热是无表症；默默欲卧是疳虫病应有之象征；汗出是体工排热作用；三四日目赤，是热毒逼血上升；眦黑，是热毒灼血成瘀；未成脓，则热毒流行肠胃，障碍消化机能，故不解食；已成脓，则热毒聚于一处，消化机能无恙，故能食。

本节论狐惑之经过，上节论狐惑之病状。泻心洗熏，是治虫蚀；当归赤豆，是防脓腐。

当归赤小豆散方

当归　赤豆芽等分，共研末，每服方寸匕。

当归治疮毒，赤豆芽排脓防腐，一切化脓悾痈毒用之均有效。

阳毒之为病，面目斑斑如锦纹，咽喉痛，唾脓血，五日可治，七日不可治，升麻鳖甲汤主之。

此急性喉痧也，俗名烂喉痧，即近代猩红热，以咽喉痛为主，唾脓血则咽喉已烂矣。其症分阴阳两性，皆热毒蕴结所致。其毒气见于外者为阳毒，隐于内者为阴毒。"阴阳"二字指内外隐显而言，非阴虚阳虚之谓也。五日七日，表示病势之速。升麻鳖甲汤解毒杀菌，消炎行瘀，故为阴阳两毒之主剂，但原方有蜀椒，不合病理，当除去。

阴阳毒病，各家聚讼纷纷，近日医界，多认为伤寒斑疹，亦未尽合伤寒发斑，多在胸背，且绝少咽痛唾脓血者。

升麻鳖甲汤方

升麻二两　当归一两　甘草二两　蜀椒一两，炒　鳖甲一片　雄黄半两，研

（按：蜀椒应除去）

阳毒之为病，面目青，身痛如被杖，咽喉痛，五日可治，七日不可治，升麻鳖甲汤去雄黄加蜀椒主之。

阴毒之病，其毒隐而不显，故无面目斑斑及唾脓血

之症，面目青者，郁血也；身痛者，血凝也；皆毒在内不在外之表现。咽喉痛是阴阳两毒公共之主症，其毒同，其症之危急亦同，故可治不可治之时间，亦无一不同。升麻鳖甲汤为阴阳两毒之主剂，在雄黄性寒恐增加血液之障滞，故去之；蜀椒性温，可促进血液之循环，故加之。可知本方原无蜀椒，因原文漏一"加"字，后人遂误认本方有蜀椒矣。

五年前，海军部长陈绍宽患病与阳毒相同，中西交治，不愈，最后，由著者往诊，用升麻鳖甲汤，两剂而愈。去雄黄加蜀椒症，绝未一遇，唯小儿痘症，不易灌浆，或变成坏症者，用之辄效。

疟病脉证并治第四

本篇专论疟病，分疟母、瘅疟、壮疟、寒热疟数种，与《内经》论疟，不甚相同；与近代西医谓胞子虫由蚊类介绍，传入人体，亦不一致。《内经》有论无方，且理论多不可解，姑置不论；故类传染之说，更难尽信，疟疾发于夏秋之交者，夏令多蚊，病已潜伏，至秋凉而触发，理尚可通；若春令，则蚊类甚少，冬令，则蚊类绝迹，从何而传入人体？况实际解剖，有患疟而无绝<胞>子虫者有之，有不患疟而有胞子虫者亦有之，可知疟疾不必皆由胞子虫而生，胞子虫未必皆能致人于疟也。兹本篇所论，皆就《金匮》原文加以解释，不牵涉内经学理，亦不根据西医学说，分述于后。

师曰：疟脉自弦，弦数者多热，弦迟者多寒，弦（小紧）【数】者下之差，弦迟者可温之，弦紧者可发汗针灸也，浮大者可吐之，弦数【不已】者，风发也，以饮食消息止之。

本节专论疟脉以弦为主，弦为劲直之象，神经纤维极一度紧张，故有此脉。缘疟以寒热为主症，寒热之发，由于正邪交争。疟按时分裂，正气争之于内，则体温向内集中而漫<浅>层血管收缩，则恶寒；正气争之于外，则体温向外集中，而浅层血管充血则发热。正气交争无已时，故神经纤维之紧张亦无已时，此疟脉自强之由来也。弦而数者为热实，热<实>故可下；弦而迟者为寒实，寒实故可温。原文作"弦小紧者可下"，殊误，小为里虚，紧为外寒，里外虚寒，岂有下理？弦而紧为外寒，而非虚寒，故可发汗灸针；弦而浮大为病机向上升腾，故可越而吐之；弦数属热实，弦数不已，则燃烧过亢，势必灼及大脑神经，为狂为谵，故曰风发也，病涉神经，则非草木之药，可以奏效，故以饮食之物，如甘蔗梨汁之类，滋阴退热，斟酌用之。

病疟以月一日发，当十五日愈，设不差，当月尽解，如其不差，当云何？师曰：此结为癥瘕，名曰疟母，当急治之，宜鳖甲煎丸。

此节专论疟母。《内经》名痎疟，西医名脾脏肿，六疟久不正，血聚而不散，瘀而不行，故结为癥瘕，脾肿者最多，肝次之，《金匮》称为疟母，中医有左肝右脉之说，故以脾肿为肝肿，《内经》所以有肝之积曰肥气，结于左胁下之论也。鳖甲煎丸之主治，在通血行瘀以消减栓塞，鳖甲为君，通癥瘕和寒热也；䗪虫、桃仁、芍药、大黄、牡丹、鼠妇、赤硝、紫薇为臣，行血分之结邪也；蜂房、蜣螂、乌扇、瞿麦、半夏、厚朴、石韦、葶苈为佐，行气分之结邪也；黄芩、干姜、桂枝、柴胡、阿胶、人参为使，平寒热和荣卫补气血也。鳖甲得清酒则行瘀之力益增，得灶灰则温凉之用乃调，药味虽多，而寒热补泻，无一不并，其作用与耆婆丸相捋，而效力更过之。著者曾患黑热病，迁延半年，卒用本方获效。

方书五日为一候，三候为一气，一日发十五日愈，一气已终也；设不差月尽解，更历一气也，病有再经而无有再气，故一月不愈，即知已结为癥瘕矣。

鳖甲煎丸方

鳖甲十二分，炙　乌扇三分，烧　黄芩三分　柴胡六分　鼠妇三分，酒磨　干姜三分　大黄三分　桂枝三分　石韦三分，去毛　厚朴三分　紫薇三分　半夏一分　阿胶三分，炙　芍药五分　牡丹五分，去心　䗪虫五分，熬　人参

一分　瞿麦二分　蜂房四分，炙　赤硝十二分　蜣螂六分，

熬　桃仁二分　葶苈子一分，熬

右（上）各味为末，以灶下灰一斗，浸一斛五斗之清酒中，俟酒尽一半天灰入鳖甲，煮令泛烂如胶。再纳诸药，煎为丸，如桐子大，空心服七丸，日三服。

师曰：阴气孤绝，阳气得发，则热而水气烦冤，手足热而欲呕，名曰瘅疟，若但热不寒者，邪气内藏于心，外舍于分肉之间，令人消烁脱肉。

本节为《内经·疟论》之文字，《金匮》加以半叙半述，故行文次序略有不同，瘅者单也，谓身体单瘦也。热气亢进，则消耗过甚，是为阴虚阳旺，故曰阴气孤绝，阳气得发；少气烦冤者，体温上升，热高气促，不胜其烦苦也；手足热者内热流溢四肢也；欲呕者，内热干犯胃府也；在热不寒者，阴虚阳强也。疟邪内侵于荣，外侵于卫，荣主血，故曰内藏于心；卫主气，故曰外舍于分肉之间。疟久而不退，气血为<之>消耗，脂肪为之溶解，故曰令人销铄脱肉。

按：本节瘅疟，可用竹叶石膏汤，或曰白虎加人参汤。

温疟者，其脉如平，身无寒，但热，骨节疼烦时呕，白虎加桂枝汤主之。

阴液不足，生温亢进，发为有定时之热病，谓之温疟。脉象常弦数，此云如平者，殆根据《内经》"不知

何经之病"云耳。其实如平，乃不弦之谓，非和平无病也。温疟瘅疟皆但热不寒，皆阴虚阳亢，但瘅疟是因病而消烁；温虐是因消烁病，其因不同，其病则一。骨节疼痛，是兼有外邪；时呕，或作时渴，恐未必然，上节瘅疟，亦有欲吐，仲景每以"不吐不渴"表示内部无热，然则吐与渴，皆内热应有之象征可知矣。白虎加桂枝汤，清温退热，兼解表邪，是以主也。

白虎加桂枝汤方 即《伤寒论》白虎汤加桂枝三两

虐多寒者，名曰牡虐，蜀漆散主之。

牡疟当是牝疟之误，程徐各家及《金鉴》皆注牝疟。吐者阴也，寒疟为阴，故称牝虐。多寒非虚寒之谓，可留湿痰涎，蕴蓄不散，障碍体温不得宣达也，故方书又称湿疟。蜀漆开窍涤痰，龙骨去湿，云母宣畅郁阳，故主之。

蜀漆散方

蜀漆洗去腥　　龙骨　云母烧二昼夜，各等分

右（上）三味研为散，未发前，浆水服半钱匕。

按：本方即截疟作用，未发前服之，则卫气按时循环，不生障碍矣，和浆水服，有吐痰涎作用。

附：《外台》方一

牡蛎汤，治牝疟。

牡蛎四两，熬　**麻黄**四两，去节　**甘草**二两　**蜀漆**三两

右(上)四味，以水八升，先煮蜀漆麻黄去上沫，得六升，内诸药，煮取二升，温服一升，若吐，勿更服。

附:《外台》方二

柴胡去半夏加栝蒌根汤，治疟病发渴者，亦治老疟。

柴胡八两　人参　黄芩　甘草各三两　生姜三两　栝蒌四两　大枣十二枚

右(上)七味，水一斗二升，煮取六升，去滓，再服取三升，温服一升，日三服。

附:《外台》方三

柴胡桂姜汤，治疟寒多，微有热，或但寒不热，服一剂如神。原方见《伤寒论》

按:《金匮》各篇多有附方，为宋臣林亿高保衡校刊时所附入，选择颇精，其方多属仲景伤寒杂病论所原有，则合仲景原书，反付缺如矣。牡蛎汤蜀漆散同义，但牡蛎兼须解表者用之疟疾病。疟母瘅疟温疟牝疟皆是伏邪，疟母即疟疟，《经》云:夏伤于暑，秋必病疟，即指疟疟而言;瘅疟是其人先有肺热，故病发时，有少气烦冤之状;温疟是冬不藏精;牝疟是肾不化湿，故皆为伏邪触发之病。此外，又有正疟，即寒热疟，为新病，而非伏邪，其症属于少阳范围。寒热往来者，为小柴胡症;热多寒少而渴者，及劳疟者，为柴胡去半夏加栝楼根汤症；寒多热少，或但寒不热者，为柴胡桂姜汤症。

中风历节病脉证并治第五

中风即脑出血之总称；历节即麻偻质斯之总称。两者皆神经系病，中风病在头脑，属神经之中枢；历节病在关节，属神经之末梢。中医则概谓之风，即神经之代名词也。古人不知神经之作用，而能从病状变化之中，认识中风历节，同源异流，合大脑病与关节病为一篇，其证验抑何神欤。

夫风之为病，当半身不遂，或但臂不遂者，此为痹，脉微而数，中风使然。

中风病即脑出血。脑出血症，有知觉神经受伤者，有运动神经受伤者。伤在知觉神经，则猝然昏厥，不省人事；伤在运动神经，则半边肢体不能活动；或四肢一部分不能活动。三者之中，以昏厥不省人事为最重；半边身体不能活动次之，四肢一部分不能活动又次之。本节所述，即半边身体及四肢局部不能活动之症，故一则曰但臂不遂；脉微而数，而中风之本脉，中风之人，必属贫血，故脉微；中风之时，血压升腾故脉数。

贫血之人，其血管壁失于滋养，易起硬化，大脑出血炎＜症＞，由血管硬化而起。出血之病位在右脑，则左半边肢体不遂；在左脑，则右边肢体不遂。此其故，因左脑运动神经纤维，行至延髓之处，则向右下走；右脑运动神经纤维行至延髓之处，则向左下走。左右脑之神经在延髓之上成形交叉也，此半身不遂之由来也。若四肢局部不遂，则为脊髓神经之作用，脊髓神经由脊髓两侧分出，流向胸腹四肢，故左右手一部分不遂者，是本侧脊髓上段之神经有病；左右足一部分不遂者，是本侧脊髓下段之神经有病，此臂不遂之由来也。痹与不遂皆是运动神经麻痹，但不遂之症重，痹之病轻，不遂是病在大脑，痹是病在脊髓，是分别如是而已。

寸口脉浮而紧，紧则为寒，浮则为虚，寒虚相搏。邪在皮肤，浮者血虚，络脉空虚，贼邪不泻，或左或右，邪气反缓，正气即急，正气引邪，喝僻不避。邪在于络，肌肤不仁；邪在于经，即重不胜；邪入于府，即不认人；邪入于脏，舌即难言，口吐涎。

本节大旨，是言中风病由浅而深，初中表，次中经，次中脏，一步重一步，盖古人不知神经变化，误以为风自外来也。脉浮而紧，与上节脉微而数不同，脉经家言殆难尽信。原文之意乃谓紧为寒，浮为虚，虚寒之人，容易受邪，邪之中人必从表起，故诊脉必在寸口，风邪必伤皮肤也。浮者血虚，是解释浮则为虚一句，言脉浮应在血也。经络指血管而言，大者深者为经，小者浅者为络。血虚则毛细血管先感不足，故曰络脉空虚；

外邪乘虚而侵入，复乘虚而盘踞，故曰贼邪不泻；或左或右五句，言邪或在左或在右，脉无一定，邪气所在之一侧，其气血已失败，故曰缓；正气所在之一侧，其气血反紧张，故曰急；同时紧张之正气，吸引失败之邪气，故颜面㖞僻而不正，身体牵引而不遂。换言之，即得病之一侧，向无病之一侧歪斜也。邪在于络，肌肤不仁者，病在毛细血管与末梢血管，则知觉神经麻痹，肌肤神经麻木，不知痛痒也；邪在于经，则重不胜者，病在大血管与深层血管，则运动神经麻痹，身体转动不能自如也。邪在于府，即不识人者，病在知觉神经之大脑昏迷，不省人事也。大脑为阳故称府，舌<邪>在于脏舌难言，口吐涎者，病在舌下神经麻痹，牵及舌下腺弛缓，舌强而不能言口角流涎而不自禁也。诸阴皆连舌本，故称脏。

昔人论中风之原因，曰火曰气曰痰。初中之时，血压高而脉搏浮大，颜面潮红，故谓之火；邪之所凑，其气必虚，故谓之气；痰鸣迫塞，口角流涎，故谓之痰。其实气虚即脑虚，中风之人，固多脑虚，而血虚尤甚，血管硬化即血虚之明证；火与痰皆得病以后之症状，血压上冲，则下部必贫血，上焦虽有火，下焦则虚冷，痰为水毒，神经失其作用，然后引起水毒，非先有痰而后中风也。然中医论中风之理，虽属错误，而小续命汤诸剂，每天然巧合，以发汗退热之药，率能降低血压，且可祛除水毒故也。

侯氏黑散，治大风，四肢烦重，心中恶寒，不足者。

大风即中风，或以为"大"字即"中"字之误，四肢烦重，即上节邪在于经，即重不胜之症，包括半身不遂在内，心中恶寒，是自觉症，病人尚知恶寒，则知觉神经中枢，尚未麻痹，病在运动神经也；"恶寒"之下，接以"不足者"三字，可知是寒症，而非有余之实症。

（方解）菊花醒脑，为本方之主药，故分量独重，桂枝降卫以行血，茯苓逐水以行气，桔梗排脓，白术吸收以治出血之疮疡，防风细辛宣风消痰，以除去壅闭，当归川芎养血通痹，以恢复循环，人参干姜强心补虚并散寒气，牡蛎樊石镇脑固决兼降血压，再加黄芩以制止炎症复起，又用温酒以刺激麻痹神经，方名黑散，更含有黑以止血之义在，惜今人昧于此理，能用本方者绝少矣。

侯氏黑散方

菊花四十分　桂枝三分　桔梗八分　白术十分　防风十分　细辛三分　当归三分　川芎三分　人参三分　干姜三分　牡蛎三分　樊石三分　黄芩五分　云茯苓三分

右（上）十四味杵为散，酒服方寸匕，日一服。初服二十日，温酒调服，禁一切鱼肉大蒜，常宜冷食六十日止，即药积在腹中，不下也，热食则下矣。冷食则助药力。

寸口脉迟而缓，迟则为寒，缓则为虚，荣缓则为亡血，卫缓则为中风。邪气中经，则身痒而隐疹；心气不足，邪气入中，则胸满而短气。

此节主症，一为身痒隐疹，一为胸满短气，中医概称风湿。本篇中风与历节合论，历节即风湿，故身痒隐疹，胸满短气之风湿，亦附带述及，唯迟缓之脉，虚寒之体，则非隐疹短满所应有，上文风中经络脏腑一节，亦称寸口，亦称虚寒，而脉象为浮紧，反强于本节风湿之迟缓，是脉重而病反轻，脉轻而病反重也，宁非异事？况迟缓两脉，同见于寸口，为脉法所绝无，其下接论荣缓卫缓，独不及迟，脉学之无微，大率如此，或者本节上早泛论脉各句，为下文历节病枯泄相搏，荣卫俱微一节之遗文，非本节之所有，亦未可知。

邪在于经，言风湿在血管，身痒隐疹，言皮皮作痒而发疹，其疹隐于皮下，不甚显著，苟非作痒，则不易发觉，故曰隐疹；心气不足，邪气入中，言湿气乘血虚而侵入，胸满短气，言湿气阻遏于胸部，前者以荆防银翘赤薏栀柏归地诸品；后者宜芩桔甘桂诸品。

风引汤，除热【癫】痫，又治大人风引，少小惊痫瘛疭，日数十发，医所不疗（除热方）。

本节又治以下，是另一方注，今合作一节，则"除热方"三字，与上段"除热"二字重复，故删去。瘫是瘫痪，当列于半身不遂之范围，与本节方症不符，《准绳》改作"癫"，可泛。

风为神经变化之代名词，风引犹言中风掣引，以风引名汤，其病可知矣。除热癫痫，言本汤可除热性癫痫病，即急性发作性传染性之神经变态病也。大人风引，少小惊痫瘈疭，言此种神经变态，在大人则为风邪掣引，在幼小则为急惊风也。惊即惊厥，痫即癫痫，但癫之时间长，痫之时间缓耳。此病有日数十次发者，医者辄无法制止其抽搐。曩在京治一金銮巷四号财政部职员张思补之女，年十四，但见眼一歪斜，即全体抽掣，上下齿摩擦作声，四肢频抽头战，口角流涎，不省人事，昼夜发作三四十次，同道张简斋，连治数日，迭进犀角羚羊牛黄至宝诸珍品，日费念发圆，卒未效，最后邀著者诊治，见病人热度甚高，知为风引汤症，乃窃仿本方意旨，就张医原处温胆汤，加龙骨牡蛎滑石赤石脂诸药，一剂病去大半，二剂痊愈，每剂药赀仅三角六分而已。又南京市中学训育主任王同德之子患惊风，自用二陈汤加牛黄未愈，拟进紫灵丹，告以不必忙乱，二陈未尝不合，加入镇抚神经之品，龙骨牡蛎即尽善矣，果一剂而愈。

（方解）黑散、风引，一寒一热，皆治神经系之方，而症候不同，组织亦各异，黑散刺激神经之麻痹，风引安静神经之痉挛，方中诸石退热清脑，佐以大黄之滑泄，龙牡镇抚神经，助以赤石脂之重坠，干姜温热，则以监守诸药之寒泻，桂枝温通，则以防止诸药之凝滞。

按：本方《千金》名紫石散，《外台》名紫石汤，其症颇类大脑皮质发炎与大论风湿亦有相似，晋永嘉初叶，风痫盛行，患者六七日多不救，张思维制此散，所治皆愈。又仲景遇王仲宣，告以后必落眉，授以五石汤，属预服可免，再遇仲宣诘其何不畏死，仲宣诡辞以对，仲景曰君之色诊，殆未服汤，已无及矣。后三十年，果落眉而死，其汤亦即本方也。

风引汤方

大黄　干姜　龙骨各四两　桂枝三两　甘草二两　牡蛎二两　寒水石　滑石　赤石脂　白石英各六两　紫石英　石膏各六两

右（上）十二味杵，细筛，以韦囊盛之，取三指摄，用井花水三升煮三沸，温服一升。

防己地黄汤，治病如狂状，妄行独语不休，无寒热，其脉浮。

此神经错乱病，中医名癫狂。妄行独语即癫狂之必有症候，"如狂"二字，不必拘泥，仲景于神经错乱病，或云惊狂，或云如狂，或云发狂，无甚分别也。其病灶在神经，其病因在血液。脉浮是血虚，而神经兴奋，与上文"浮者血虚"同理；无寒热是无流行性热病。治以防己地黄汤，地黄清血行瘀，所以平抑神经之兴奋，与百合地黄汤之消炎宁脑同一用意。桂甘温通血管，使血液不痹，而心脏无瘀结；已风行水行气，使水气宣达，而心窍无饮结。

按：仲景治神经错乱，每不去把黄汗＜编者按：此句疑错文，应为：用赤石脂＞，取其含有铁质与内用生铁洛饮治厥阳发狂同义，后人死守痰迷心窍之说，每遗血而治痰，宜乎于事无济也。

防己地黄汤方

防己一分　甘草一分　桂枝三分　防风三分

右（上）四味，咬咀，酒渍一宿。绞取汁，以药渣置竹箦上，另用生地黄二斤，咬咀，置药渣上蒸之，约一斗米饭久，以铜器承其汁，再绞地黄汁，和分再服。

按：侯氏黑散症不遂；风引汤症在惊搐；防己地黄汤症在狂乱，尚有卒厥昏迷，不省人事，不知痛痒之《古今录验》续命汤症，下文再述之。

头风摩散方

大附子一枚，炮　盐等分

右（上）二味为散，沐头己，以方寸匕，摩疾上令药力行。

按：本方并无方注及症候，然头风即病名也，凡头痛晕眩，偏正头风各症，病在大脑神经者皆属之。附子辛温，使上冲之血不致成瘀；食盐寒降，使已散之血得以下行，且敷在头上，容易刺激脑神经也。

寸口脉沉而弱，沉即主骨，弱即主筋；沉即为肾，弱即为肝，汗出入水中，如水荡心，历节痛，黄汗出，故曰历节。

原文可分两段，上段谓历节病，痛在筋骨，筋为肝所主，骨为肾所主，肝肾虚，故筋骨弱，脉沉而弱，即肝肾筋骨虚弱之表现也，此为一段，言肝肾虚，筋骨弱，构成历节病也。下段汗出入水，是言湿之来源，如水伤心是言湿入血管，历节痛是言湿气障碍循环，黄汗出是言湿气渗出皮肤，此为又一段，言汗出入水而且湿，湿气障碍循环而成历节痛也。"寸口"二字可疑，当与下文"少阴"对调，因肝肾病，宜珍少阴故也。

按：湿气之理，前已言之，汗出入水，汗出当风，皆能令汗液失宣而成湿，并非水与风乘出汗侵入人体也。历节痛是关节神经为浆液性液体所刺激，中医则称风湿，又称筋骨不利；黄汗出，临床时未曾一遇，或系关节之外皮渗出黄水，古人因而名为黄汗耳。

趺阳脉浮而滑，滑则谷气实，浮则汗自出。

趺阳胃脉也，胃气强，即谷气实，其脉为滑；谷气实则排热之力强，故风入而汗能自出，其脉必浮。此言胃气强者，风不能为害也。

少阴脉浮而弱，弱则血不足，浮则为风，风血相搏，则皮痛如掣。

少阴当是上文寸口之误，弱为血虚，浮为风实，风血交郁，无法外达，因痹而为痛，且痛甚如掣也。

以上三节，首节言湿入血管而成痛，其次两节皆言风，一则风入而胃气强，风与汗并出，故不能成痛；一则风入而血不足，风与血交郁，故痛如掣，此原文之大旨也。其实痛是神经作用，所以致痛之原因，皆在湿，首节是湿气刺激神经而作痛，次节是湿气与汗交并外出，故神经不受刺激而不痛，三节是血虚不能作汗，湿痹而无出路，故疼痛而掣。

盛人脉涩小，短气，自汗出，历节痛，不可屈伸，此皆饮酒汗出当风所致。

盛人脂肪多，故湿气重，脉涩小，是血虚湿滞之象征；短气，是湿病应有之症，汗出则湿去而痛当已，今日汗出而历节疼痛，不可屈伸，则汗出乃伤风也，故曰饮酒汗出当风。饮酒之人必有内湿，汗出当风，则汗液之散放不彻，内外两湿皆虚故构成风湿交搏之历节病。

诸肢节疼痛，身体尪羸，脚肿如蜕，头眩，短气，温温欲吐，桂枝芍药知母汤主之。

诸肢节疼痛，言全身各处关节作痛也；身体尪羸，有两原因，一则久病而虚，一则气血集中于两脚，他处之肌肉遂瘦弱也；头眩是湿气上犯头脑；短气是湿气留滞脑中；温温欲吐是湿气侵及胃部。主以桂芍知母汤，桂麻防风散汗以去湿，附子荡阳以化湿，白术健脾以吸湿，生姜和胃以降湿，芍药缓和关节神经以止痛，知母治脚肿，又清虚火。体瘦之人多用之。

此节风寒湿合而为痹也。风重则热，寒重则痛，湿重则肿，三气相合而成痹，痹于骨节则肢节痛，痹于气血则身体瘦，痹于下则脚肿，痹于中则欲吐，痹于上则头眩短气。桂麻防风所以散风，附子所以去寒，白术所以驱湿也。

桂枝芍药知母汤方

桂枝四两　芍药三两　甘草二两　麻黄二两　附子二两　白术三两　知母四两　防风四两　生姜五两

右（上）九味，以水七升，煮取二升，温服七合，日三服。

味酸则伤肝，肝伤则缓，名曰泄；咸则伤骨，骨伤则痿，名曰枯。枯泄相搏，名曰断泄，荣气不通，卫不独行，荣卫皆微，三焦无所御，四属断绝，身体羸瘦，独足肿大，黄汗出，胫冷。假令发热，便为历节也。

本节未言脉，大约上文沉则主骨，弱则主筋，沉则为肾，弱则为肝数句，当在味酸伤肝之上；又上文"迟则为寒缓则为虚，荣缓则为亡血，卫缓则为中风"数句，当在"荣气不通"之上，如此移置，则脉症皆具矣。

本节就原文大旨而论，当分两段解释，"断泄"以上为一段，"荣气不通"以下为一段，上段言酸则伤肝，咸则伤肾，肝伤则筋肉弛缓，肾伤则骨髓枯缩，肝肾两伤，筋骨不利，历节病之所由致也；下段言荣卫互相循环，荣气不行，卫气亦滞，荣卫两虚，则三焦流通亦随之障碍，四属荣养亦随之断绝。荣卫指气血，三焦指内分泌，而淋巴水道，又为内分处之最大最显著者，四属指皮肉指髓，荣卫三焦停止，四属荣养断绝，于是身体则羸瘦矣，两足则独大矣，肿大之处，必有水气渗漏，久蓄之水，其色必黄，故曰黄汗出；两足积水，其血液必缺乏，其温度必不足，故曰两胫冷；设不冷而热，当奈何？曰：其症必疼痛，痛则神归之，神归之则气聚，气聚则发热也，痛而发热，则历节病成矣。故曰假令发热，此为历节。

按：筋骨当是运动神经之代名词，古人不知神经作用，故以历节疼痛，为筋骨受伤也。断泄二字，不可解，姑不必解。古人以三焦为决渎之官，故水肿为三焦病。荣为血，卫为气，故体瘦，为荣虚；胫冷为气虚。黄汗病甚少见，而湿病流黄水，则随时有之。黄汗是湿病，历节亦是湿病，病原与病状大都相同，所异者，黄汗不痛，历节则痛；黄汗患处不热，历节患处必热；黄汗之肿在体部，历节之肿在关节。记此数点，则黄汗历节已有显明之区别矣。

历节病，不可屈伸，疼痛，乌头汤主之。

历节病，疼病固也，痛至不可屈伸，则寒痹甚矣，经曰寒气胜者为痛痹，言寒重则血凝气滞，神经收引而作痛也。关节为屈伸之枢纽，病交关节，故不可屈伸。主以乌头汤，乌头温内寒，麻黄散外寒，芍甘缓和神经，黄耆行痹驱湿，寒去痹通湿行，神经柔和，则疼痛可止，屈伸可利矣。

乌头汤方

麻黄　芍药　黄耆　甘草炙，各三两　**乌头**五枚

右（上）五味，咬咀四味，以水三升，煮取一升，去渣，内乌头蜜煎中（以蜜二升煎乌头，取一升，去乌头），更煎之，服七合，不知尽服之。

乌头汤方治脚气疼痛，不可屈伸。

上节言历节，泛指关节，本节言脚气，则专指膝关节矣。

按：脚气病是两脚肿痛，亦有但肿不痛，麻痹不仁者，其膝盖关节，每不能屈伸，以临床经验言之，肿着多不痛，痛者多不肿。据近代科学家研究，谓人体缺乏一种维他命，为脚气之原因，此种维他命，多存在谷类之外皮，故脚气病总食白米。

樊石汤，治脚气冲心。

樊石一两，以浆水一斗五升，煎三五沸，浸脚良。

按：樊石切用，能护心去湿，湿毒由脚上行，攻入心脏，则不可救。以樊石水浸脚，则皮下末梢血管得以澄清，其药力复能由浅层血管入深层血管，由小血管入大血管，以达心脏。

附方一 《古今录验》续命汤，治中风风痱，身体不能自收持，口不能言，冒昧，不知痛处，或拘急不得转侧，方如左（下）：

麻黄　桂枝　甘草各三两　杏仁四十枚　当归　川芎　干姜　人参　石膏各三两

右（上）九味，水一斗煮取四升，温服一升，当小汗，薄覆脊，凭几坐汗出愈；不汗更服，无所禁，勿当风，并治但坐不得卧，咳逆上气，面目浮肿。

附方解一：此中风卒倒昏迷，麻木不仁，半身不遂之总方也。痱者废也，喻神经作用已废也，身体不能自收持，是中风倒地无法支持，即上文所谓卒厥之症也；口不能言，是中风舌神经麻痹，即上文邪入于脏之症也；冒昧，是不知人事，不知痛处；是肌肤不仁，皆属知觉神经麻痹，即上文邪入于府，邪入于络之症也；拘急不得转侧，是肢体痉挛，运动神经麻痹，即上文邪入于经，身重不遂之症也。中风之条件，悉具于此矣。

方解二：本方含有麻黄汤之组织，麻黄汤为发汗之主剂，汗腺通则体温不闭，神经不郁，淋巴血液得照旧循环，中医治中风之剂无一不以发汗为原则，即此理也。当归补血液之不足，川芎治神经之不遂，人参补偿汗后之虚，干姜预防汗后之寒，石膏则清凉而重坠，所以降低血压也。原方攻补兼施，寒热互用，中风之急症用之，中风之善后与调养亦用之，方注云：并治咳逆浮肿，则中风时，痰鸣气<促>诸症皆可以本方统治之也，时方小续命汤，即由次方套出。

附方二 《千金》三黄汤，治中风四肢拘急，百节疼痛，烦热心乱，恶寒经日，不欲饮食，方如左（下）：

麻黄_{五分} 独活_{四分} 细辛_{二分} 黄芪_{二分} 黄芩_{三分}

右（上）五味，以水二升，煮取二升，分温三服，一服小汗，二服大汗，心热加大黄二分，服满加枳实一枚，气逆加人参三分，悸加牡蛎三分，渴加栝楼根三分，先有寒加附子一枚。

此症是末梢神经与关节神经麻痹痉挛，即今人所谓偏风也，病属神经系，故亦称中风，烦热心乱，是神经不宁，中医谓之内热；恶寒经日，是浅层血管收缩，中医谓之外寒；不欲饮食，是交感神经衰弱，中医谓之脾虚，方名三黄，麻黄解外寒，以通神经之壅痹，黄芩清内热，以平神经之烦乱，黄芪补中虚，以促进神经之荣养也，加独活者，治四肢关节之不遂也，加细辛者防中风之后引起水毒也。

附方三 《近效》白术汤，一名术附汤，治风虚头重眩苦极，不知食味，暖肌补中，益精气，方如后（下）：

白术_{二两} 附子_{一枚半，炮，去皮} 甘草_{一两，炙}

右（上）三味，剉，每五钱匕，姜五片，枣一枚，水盏半，煎七分去渣，温服。

此为头眩病，又称风眩眩冒，脑系病中医皆称风也。眩症，大都是水毒，有虚有实，泽泻汤所主之眩冒，是实症：白术汤所主之眩冒，是虚症，故曰风虚。中医以水毒为湿，湿病为脾弱，脾不化湿，则消化力不足，故曰不欲食味；脾主肌肉又主中土，故健脾温中之剂，曰暖肌补中；消化力强，则荣养增加，故健脾补中之剂，曰益精气。

附方四　崔氏八味丸，治脚气上入少腹不仁，方见虚劳篇。

八味丸即八味肾气丸，又称肾气丸，原属仲景方已佚，唐崔知悌撰崔氏要方十卷，列入此方，后人因名崔氏八味丸。是崔氏搜罗仲景方，非仲景采取崔氏方也。

方名肾气，取其有强肾之功用也。肾之领域指腰以下各内分泌器官言，凡腰子、睾丸、输精管、输尿管、膀胱皆包括在内，故肾气丸可以补精液之不足，可以通尿道之壅闭。山药朱萸地黄皆生精之品，丹皮入肾静脉，通血行痹，桂苓泽助肾排水，附子补内外两肾机能衰弱，中医谓之温肾阳化肾气也。

脚气病，多由湿滞，湿之不化，又多由肾不排水，水停则脚肿，水气无法下泄，故上行入于少腹，少腹神经为水气压迫，故麻痹不仁，治以肾气丸，殆即助肾排水而已。

附方五　《千金》越婢加术附汤，治内热极，则身体津脱，腠理开，汗大泄，历风气，又治下焦脚弱，方如后（下）：

麻黄二两　石膏半斤　生姜三两　甘草二两　大枣十五枚　白术四两

右（上）六味，以水六升，先煮麻黄，去上沫，内诸药，煮取三升，分温三服，恶风加附子一枚，炮。

本方即《金匮·水气》篇之越婢加术汤，本无附子，宋臣林亿等，以《千金》越婢汤加术附，可治脚气，故附录于此。

越婢所以治肿，越婢加术亦所以治肿，再加附子以治脚气，亦所以治肿，是本方主症，必有肿也。肿为湿病，湿病是肾气弱，不能排水，其小便必不利，肾虚小便不利，因而构成脚气，今不曰脚气而曰脚弱者，脚肿即不良于行，非瘦弱之弱也。越婢与加术之肿症，是水肿，非脚气肿；越婢加术附症，则专治脚气肿。

水气在肌肉之中遂成水肿，其人正气强，遂能鼓励体温起于排水，腠理开，汗大泄，身体津脱，即排水之作用也。内热极，即正气强，能鼓励体温也，凡散温机能亢进，自汗不已，中医概称为风气，故曰属风气，言此症属于风气也。原文作"历风"殊误，历风是麻风，一名大风，与本症不复矣。麻黄发汗以排水消肿，石膏清热，以减轻内部之体温，白术吸水，使水不外溢而返回三焦，此越婢加术汤之功用，在清热消肿，无加附子之必要也。若脚气病则肾脏衰弱，故加入附子，以强肾化水，此林亿等附录加术附汤，所以治下焦脚肿，非治普通水气病也。然方注则云恶风者加附子，又何也？曰：方注之意，恐汗出太多，则玄府空虚，易引起汗后恶风寒之阳虚症，有如大论发汗遂满<汗>不止而已，是方注仍为越婢加虎<术>汤之方注，非加术附汤之方注也。

血痹虚劳病脉证并治第六

血痹是知觉神经麻痹，虚劳是身体虚因而成劳，一属神经系病，一是结核病，依病理标准，则血痹应统于中风，虚劳应统于肺病，兹血痹虚劳合为一篇，何也？盖血痹是血液不足，末梢神经失养；虚劳是荣养不足，体虚因而致劳。两者中医皆称阴虚，故推类及之，血痹虚劳，皆病之结果，而非病之原因。血痹之病，但当治血神经，大可置之不问；虚劳之病，但当治虚，结核亦不可问。一言以蔽之，血痹之治法，与中风不同，虚劳之治法，与肺劳更不同而已。

问曰：血痹之病，从何得之？师曰：夫尊荣之人骨弱，肌肤盛重疲劳【动摇】汗出，【起】卧不时，（动摇）加被微风，遂得之。【形如风状】但以脉自微涩，在寸口关上小紧，宜针引阳气，令脉和，紧去则愈。

血痹者，末梢知觉神经麻痹也。富贵之人，外强而中干，故曰骨弱肌肤盛，其人苦于疲劳，并因劳而汗出；起卧不合时，在受微风，遂得血痹之病，盖充其形而劳其神，抵抗力甚弱，偶被风寒，其血液循环即感障碍，末梢知觉神经因循环障碍而发生麻痹，其病状有如中风之肌肤不仁也，脉自微涩者，尺脉主阴主血，血凝则循环微弱而不利，故尺脉微涩也；寸口关上小紧者，寸关主阳主气，气滞则血管神经纤维收缩，故寸关两脉小紧也。如此血凝气滞之脉，麻痹不仁之症，其体温必不平均，故宜宣体温，体温得通，则血液神经皆随之而畅行无阻，斯脉可以和，而病可以去矣。阳气即体温，针引即针之以引动其体温也，紧去当是病去，缘紧是脉象，脉和即是紧<去>矣，既言脉和，人<又>言紧去，岂不蛇足。

血痹阴阳皆微，寸口关上【小紧】，尺中（小紧）【微】，外体身体不仁如风痹状，黄芪桂枝汤主之。

本节大旨与上节无二，所不同者，上节则以针治，本节则以汤治而已。阴阳皆微，诸家皆指阴阳两脉，殊误。既言寸口关上尺中，何必再言阴阳两脉，故阴阳皆微，是阴阳相虚，即血虚而凝，气虚而滞也；寸关微，尺小紧，与上节矛盾，当是寸关小紧，尺中微之误。身体不仁，如风痹状，即上节之形如风状，主以五物汤，桂枝强心以畅循环，黄芪行气以畅神经，芍药通痹以去麻痹，姜枣健脾和胃以调荣卫，实血痹之的剂，本方再加苓术，治水肿病，有特效。

血痹风痹之区别，诸家均谓血痹不痛，风痹必痛，此误也。痛是历节，病因在湿，风痹非湿，何从得痛，血痹风痹，均是末梢知觉神经麻痹，但风痹是痛之因，血痹是病之果耳。

黄芪桂枝五物汤

黄芪三两　　桂枝三两　　生姜六两　　大枣十二枚　　芍药三两

右（上）五味，以水六升，煮取二升，温服七合，日三服。

夫男子平人，脉大为劳，极虚亦为劳。

本篇言男子，所以别于妇人也。《先后》篇云妇人三十六病不在其中，可知金匮各篇，皆论男子病，其妇人病，则有专文矣。平人言有病脉、无病形之人，虚劳病，往往不见病状，而先见病脉大者，外强中干空而不实也。极虚者，阴阳两脉皆虚极，凡沉细迟涩，微弱结代皆在内。虚劳之解释有二，或体虚因而成劳，或积劳因而致体虚，上工治未病，既有病脉即须先补，不必待病状已见，然后求治也。

男子面色薄者，主渴及亡血，卒喘、悸，脉浮者，里虚也。

面色薄，有失津与失血之别，失津者，肌肉枯瘦，故称薄；失血者颜面萎白，亦称薄。渴即失津，亡血及失血二者皆属阴虚。阴虚之人，其阳必炽，其脉必浮，因神经起虚性兴奋之故，例如颊红潮热，失眠，出汗，遗泄，皆神经虚性兴奋也；喘为气逆，是肺脏虚性兴奋，悸为心跳，是心脏虚性兴奋，其原因皆由荣养不足，故皆属阴虚。里即阴也，卒者，时发时止也。

虚劳病，多由荣养不足，生理燃烧之材料，无法接济，燃烧过亢，则肌肉销铄，瘦骨盈盈，中医谓之阴虚阳旺，仲景以小建中汤一方，为虚劳之主剂，其即在增加荣养而已。

男子脉虚沉弦，无寒热，短气，里急，小便不利。面色白，时目瞑，兼衄，少腹满，此为劳使之然。

此节论虚劳病之脉症。虚是血管空虚，沉是神经衰弱，弦是神经兴奋；无寒热，是无太阳表症；短气面白目瞑兼衄，是上虚；里急小便不利少腹满是下虚。上虚是血不足，下虚是气不利，中医则曰心肾两虚。

虚劳之为病，其脉浮大，手足烦，春夏剧，秋冬瘥，阴寒，精自出，酸削，不能行。

虚劳病，阴虚阳旺，上节已言之，唯其阳旺，故脉浮大，肢烦热；春夏天气热，生理燃烧加亢，故气剧；秋冬天气凉，生理燃烧减轻，故病瘥；阴寒，是体温乘凉不足；精自出，即虚劳滑泄之症，中医谓之肾阳虚；

酸削，是酸软而瘦削；不能行，即两足限于步履，中医谓之足痿。

虚劳，阴虚阳旺，而有阴寒之症，此何故哉？盖食物消化之后，生出体温，虚劳病荣养不足，体温之来源因而缺乏之，故虚劳病，应有虚寒不足也。然体工为救济作用，恐体温不足，碍及生命，不得不摄取其他之物质，以补充燃烧之材料，肌肉也，脂肪也，血液也，被作为燃烧材料之代偿物，籍以维持体温之来源，苟延旦夕之生命。由是言之，虚劳病之荣养不足，是阴虚荣养不足；致体温来源缺乏，是阳虚；体工为维持体温，增加生理之燃烧，是阳旺。明乎此，则虚劳病之寒热变化，可以知其理矣。

滑经<精>者必下寒，所谓阴寒精自出，阳虚也；梦遗者，必肝旺，所谓神经兴奋，阴虚也。同一泄精，中医有之阳虚、相火旺之不同，其理本此。

男子脉浮弱而涩，为无子，精气清冷。

浮是外强中干，弱而涩，是弱而滞涩，皆精气不足也，精为精液，精气为精液之作用，即今人所谓精虫，有如血与血球，荣卫与荣卫气，一言其质，一言其力也，精液不足是阴虚，精虫不足是阳虚，精虫缺乏则无法授胎，故主无子。

夫失精家，少腹弦急，阴头寒，目眩，发落，脉极虚，芤迟，为清谷亡血失精，脉得诸芤动微紧，男

子失精，女子梦交，桂枝加龙骨牡蛎汤主之【天雄散亦主之】。

本节专论虚劳失精，故曰失精家。弦急是少腹拘挛；阴头寒，是下元虚冷；目眩发落，是下虚不能上济；脉极虚芤迟，是泛指虚劳，故见症为清谷亡血失精，非仅指生殖系也；脉芤动微紧是失精病之专脉，芤与微皆不足之象，动与紧皆神经兴奋之象。桂枝汤富于糖分荣养，故虚劳常用之，加龙牡所以镇抚神经使不起兴奋，则失精自止。天雄散有方无症，当是制止摄护腺漏之剂，桂枝加龙牡不能治者则用天雄，仲景于同一症候有轻重不同者，辄用两方治之，例如短气微饮，曰苓桂术甘汤主之，肾气丸亦主之；气塞短气曰茯苓杏甘汤主之，枳橘生姜汤亦主之，其明证也。

桂枝加龙骨牡蛎汤方即《大论》桂枝汤原方加龙骨牡蛎各三两

天雄散方

天雄三两，炮　白术八两　龙骨三两　桂枝六两

右（上）四味，杵为散，酒服半钱匕，日三服。

男子平人，脉虚弱细微者，喜盗汗也。

劳尚未成，外观仍如平人，但脉已虚弱微细，而阴阳两虚，症已发见盗汗，而体温津液皆损，其微劳亦近矣，治法宜黄芪建中汤加减。

人年五六十，其病脉大者，痹挟背行；若肠鸣刀刀

挟瘿者，皆为劳得之。

此节分两段，老年人脊髓神经节结核，挟背脊两行之神经痹而且痛，脉则浮大而中空，此为一段；若肠结核之肠鸣痛，淋巴腺结核之马刀挟瘿病，则老年转少，壮年人当有之，此为又一段；末一句是总承两段之文，故曰：皆为劳得之，倘不从"皆"字"若"字研究，一气连读，则肠鸣马瘿各症，皆属老年人患之，不合生理矣。

老人背痹，事所常有，病鸣，亦普通肠炎病所常有，不得云虚劳也。本节乃曰皆为劳，可知<是>脊背神经结核，与肠结核病。

脉沉小迟，各脱气，其人疾行则喘喝，手足逆寒，腹满，甚则溏泄，食不消化也。

本节各症皆属阳虚，气为阳，故曰脱气，犹血虚称亡血也。沉小迟，皆虚寒之脉象，纯阴而无阳；疾行则喘喝，是气虚不耐劳动；逆寒，是四肢厥逆；腹满溏泄不消化，是同消化系病，病为小肠，缺乏吸收力，其症尚轻，溏泄则水分过剧；食不消化，则下利清谷，其症比胀满加甚矣。喘喝宜黄芪建中，逆寒宜四逆，腹满溏泄清谷宜理中。

脉大而弦，弦则为减，大则为芤；减则为寒，芤则为虚，虚寒相搏，此名为革。妇人则半产漏下，男子则亡血失精。

　　此节专论男女大出血之后，脉象变化之经过也。半产漏下亡血皆是大出血，失精过多，亦等于亡血，此类失血之病，必先见大脉，因出血之后，末梢血管首先感觉不足，故体工极度将血管扩大，翼可承受他处多量之血液，以滋补充也。讵知血管虽极度扩大，而血液来源，终无法增加，外形虽大，内实空空，故曰大则为芤；内空即是血管，故曰芤则为虚。

　　血管扩大之后，血液终无法补充，转因面积扩大，而血压减低，此时体工为维持血压，知扩大之无济，复极度将血管紧缩，翼血管缩小，血压可以增加，循环可以增强，由是大脉变为弦脉，脉弦则血管面积因而减小，故曰弦则为减；血管面积减小则血液中之温度，不能周遍全身，故曰减则为寒。

　　上述大而弦两脉，其结果变虚而寒，则其脉名曰革。革者皮革也，其取义为外强中干而已。

　　虚劳，里急，悸衄，腹中痛，梦失精，四肢痠痛，手足烦热，咽干口燥，小建中汤主之。

　　此虚劳正症也。里急即少<腹>拘急，神经失于濡养也，神经拘急，则为里急，神经拘挛而疼；痛则为腹中痛；悸是心跳，血虚心脏起救济作用，故跳动加强也；衄是鼻血，神经虚性兴奋，故逼血上行也；梦失精是梦遗，中医称肝旺，亦神经虚性兴奋之故也；四肢疼痛，是末<梢>神经失养；手足烦热，咽干口燥是生物燃烧过亢，皆所谓阴虚也。虚劳荣养不足，谓之阴虚；神经兴奋谓之阳旺，小建中为增进荣养之主剂，重用芍药，又能强阴以配阳，故为虚劳之正治。

虚劳，里急，诸不足，黄芪建中汤主之。

"诸"字作"等"字解，言里急等不足之症也。治以黄芪建中，视建中之范围加大矣，黄芪为固正托邪，其散收两性，一切自汗盗汗，容易感冒及因肌表不和，而引起之皮毛干燥，小便不利，神经麻痹，与正气不足，脓疡坏疽，各症均主之。

黄芪建中汤方 即小建中汤加黄芪一两半

虚劳腰痛，少腹拘急，小便不利者，八味肾气丸主之。

中医学说，腰以下皆肾之领域，故腰腹膀胱皆属之。"肾"之一字甚宽泛，肾气言肾之作用，兼内外两肾在内。地黄薯蓣茱萸皆生津之品，苓泽桂枝皆排水之品，丹皮行内外两肾静脉之郁血，附子补内外两肾机能之衰弱。

肾气丸方

干地黄八两　薯蓣四两　山茱萸四两　泽泻三两　牡丹皮三两　茯苓三两　桂枝二两　附子二两，炮，去皮

各末，末之，炼蜜和丸，梧子大，酒下十五丸，加至二十五丸，日再服。

虚劳，诸不足，风气百疾，薯蓣丸主之。

百疾犹言诸疾，非必指实其数目，如五脏病九十。六腑病一百八也。风气指神经，凡晕眩麻痹，肿痛挛急，皆属之，中医则概称风湿。本节大旨，言虚劳一切不足之症，与一切风湿诸症，皆可用薯蓣丸治之也。

薯蓣充五脏，补虚羸，除邪气，主游风，为补不足治风气两全其用之品，为本方之主药；四物四君，气血两补，以治虚劳不足；桂、柴、防、苓、杏、桔、蔹，祛风去湿。以治风气诸疾；加入麦冬阿枣姜之甘润而温热，神曲之消导，滋燥两宜，补泻兼施。而本方之组织，乃灵动不拘，能达治病之目的。

薯蓣丸方

薯蓣三十分　当归　桂枝　麯　干地黄　豆黄卷各十分　甘草二十八分　芎劳　麦冬　芍药　白术　杏仁各六分　人参七分　柴胡　桔梗　茯苓各五分　阿胶七分　干姜三分　白蔹二分　防风六分　大枣百枚

右（上）二十一味，末之蜜为丸，如弹子大，空腹，酒服一丸，一百丸为剂，日三服。

虚劳，虚烦不得眠，酸枣仁汤主之。

此为失眠病，由于大脑充血，虚烦不得眠，皆神经虚性兴奋之故，酸枣仁汤为虚性失眠之专方，故主也。

枣仁为收敛性镇静药，可安神宁脑；知母除烦益阴；茯苓止惊定悸；甘草和缓消炎，皆具降低血压作用；川芎刺激衰弱神经，失眠甚兼见惊狂者，可加龙牡磁石。

酸枣仁汤方

酸枣仁二升　甘草一两　知母二两　茯苓二两　川芎二两

右（上）五味，以水八升，先煮枣仁得六升，内诸药，煮取三升，分温三服。

五劳虚极，羸瘦腹满不能饮食，食伤、忧<伤>、饮伤、房室伤、饥伤、劳伤、经络荣卫气伤，内有干血，肌肤甲错，两目黯黑，缓（中）【于】补虚，大黄䗪虫丸主之。

本节大旨，言五劳七伤之病，结果变成干血劳，宜急去其干血，缓于补虚也。原文作"缓中补虚"，诸家于"缓中"二字，解释牵强，不可为训，况大黄䗪虫丸绝非补虚之药，改为缓于补虚，文理病理皆丝丝入扣。

虚劳不足之症，最后必见瘦弱，因消化机能衰败，荣养缺乏故也。食伤、饮伤、肌伤，是消化系病；忧伤是神经系病；房室伤是生殖系病；经络荣卫气伤是循环系病。干血即瘀血，血虚则成瘀，血瘀则愈瘀，甲错即瘀血之表现，黯黑即血虚之表现。论病固当补虚，论势先宜去瘀，故曰缓于补虚。䗪虫丸为攻瘀之专剂，四虫破血，桃杏干漆行瘀，黄芩荡清内热，使虚火不致灼血成瘀，加地黄者，所以润燥濡干，去大枣者，所以免除壅滞，大黄为本方之主药，瘀血、瘀热得之，可以尽蠲也。

虚劳病，即结核病。马刀挟瘿，是淋巴系结核；腹满肠鸣，是消化系结核；喘喝脱气，是呼吸系结核；失精阴头寒，是生殖系结核；失眠背痹，风气百疾，是神经系结核；干血甲错，是循环系结核。独肺结核不在此篇范围。

附方一 《千金》炙甘草汤，治虚劳不足，肝出胸间，脉结心悸，行动如常不出百日，危急者十一日死。

炙甘草汤方见《大论》太阳篇，一名大复脉汤

附方二 《肘后》獭肝散，治冷劳，又治鬼疰，一门相染。

冷劳，是虚寒性劳病，荣养不足，体温来源缺乏，身体不起兴奋救济，故但冷不热；鬼指劳病之尸体，疰是传染，劳病人已死，劳菌转他人，谓之鬼疰；家属侍疾之人，均被染及，谓之一门相染。

獭肝性温，据化验报告，含富力颇富，与鹿茸成分相将，故可治冷劳。

獭肝散方

獭肝一具，末之，水服方寸匕，日三服。

肺痿肺痈咳嗽上气病脉证并治第七

本篇系肺结核之专文，中医名肺劳，与虚劳不同，治法亦各异，故虚劳篇中无一肺劳之症，亦无一治肺病之方。后人不知此理，每以治虚劳之小建中汤治肺劳，迨治之无效，反谓经方不可恃，否则以为桂枝太热，芍药太收，饴糖太滞，前贤如徐忠可、尤在泾、张心在、喻嘉言、柯韵伯，均不知其误，足见读书之难。西医分肺病为三种：一曰肺炎性肺结核，即本篇之咳嗽上气症也；一曰硬变性肺结核，又名纤维性肺结核，即本篇之肺痿症也；一曰溃疡性肺结核，即本篇之肺痈症也。咳嗽上气，或作咳逆上气，又名肺胀，其病最急，故有跑马劳之名；肺痿最缓，其痛苦亦不急迫，其病复最多，故有长命劳之名；肺痈包括肺脓疡、肺坏疽恶臭性肺病在内，以脓痛吐脓为特征，亦慢性肺病之一。本篇《金匮》原文，凌乱无序，眉目不清，爰加以整理，使秩序井然，有条不混，读者幸勿訾为武断也。

咳逆上气此为肺胀，其人喘，目如脱状，脉浮大者，越婢加半夏汤主之。

或以上气为喘，果而则既云上气，又云其人喘，岂不蛇足？喘是气喘，上气是哮喘，阴病十八，一曰咳，二曰上气喘，咳则咳逆也，上气喘即上气也。气喘而两目如脱，则喘已甚矣；脉浮是表有邪，浮而大是里有热，或者已见口渴，亦未可知。有外邪者必有内饮，外邪遏其内饮，呼吸时触动结饮，故哮喘交作也。越婢汤以麻黄解表，以石膏消炎清热，加半夏除痰降逆，立方之意，与小青龙加石膏类似，但组织较简，药味较轻而已。

肺胀，咳而上气，烦躁而喘，脉浮者，心下有水，小青龙加石膏汤主之。

肺胀与普通肺炎本无甚分别，咳逆哮喘，皆应有之条件，其原因是肺虚而外邪乘之，普通肺炎，则纯属外邪闭来，与肺之虚实，无甚关系也。本节之症，咳逆喘哮，是外邪；心下有水，是内饮，本小青龙之症，因有烦躁，故加石膏，以消炎清热，脉浮是有外邪，有石膏症，浮中必兼数也。

小青龙方见《大论》太阳篇

上气，喘而燥者，属肺胀，欲作风水，发汗则愈。

外邪内饮，故喘；水气交搏，故哮。躁与烦异，烦主火，躁主水，水停于上，变为浮肿，则为风水，发汗则水气外散，哮喘咳躁皆平，而肿亦消矣，故曰发汗则愈，治法不外驱邪化水，仍宜小青龙汤。

咳而上气，喉中作水鸡声，射干麻黄汤主之。

咳逆上气，喉中分泌物过多，呼吸时，空气出入，与积饮相冲突，故有类似水鸡之声，此咳逆哮喘之重症也。治法一宜散邪平逆，麻黄是也；一宜开壅利气，射干、款冬花是也；一宜驱疾，生姜、半夏是也；一宜止咳，紫苑、细辛五味是也。

咳而【上气，胸满，喉中不利，】脉浮者，厚朴麻黄汤主之；脉沉者，泽漆汤主之。

原文以脉之浮沉为两方之主治，实太空泛，今依《千金》改正。咳逆上气，是有外邪；胸满，是有内饮；喉中不利，是喉管发炎；脉浮者，病在外也。治以厚朴麻黄汤，麻黄解表，姜、细、味、半夏除饮止咳，石膏消炎，小麦养正，厚朴、杏仁利气。若有上述各症而脉沉者，是病在内也，法当治水，方书曰：脉得诸沉，当责有水，故以泽漆行水为主，而名其汤曰泽漆汤。方中大部分用小柴胡原方，足征病在三焦，淋巴水液还流壅滞；加紫苑、白前者，止咳利肺也，不用柴胡而改用桂枝者，降冲逆也。

曩者一李姓妇，寒热往来，咳喘不已，小便不利，脚肿脉沉小，投泽漆汤三剂而愈，录之以资参考。

上<气>面浮肿，肩息，其脉浮大，不治，又加下利，为尤甚。

上气面肿脉浮，如是普通外邪内水，则不应肩息，今发现肩息，则横膈膜之升降机能已绝。其<脉>浮大为虚阳外越，其上气为虚阳上脱，其面肿为寒不化，法在不治，故不出方；若加下利，则阴阳两绝，上下俱脱，其死必矣，故曰尤甚。遇此症候，不妨用黑锡丹以尽人事。

以上六节是肺炎性肺结核之专文。

问曰：热在上焦者，因咳为肺痿，肺痿之病，从何得之？师曰：或从汗出，或从呕吐，或从消渴，小便利数，或从便难，又被快药下利，重亡津液，故得之。曰：寸口脉数，其人咳，反有浊唾涎沫者何<也>？师曰：此亦为肺痿之病。若口中辟辟燥，咳则胸中隐隐作痛，脉反滑数，此为肺痈；咳吐脓血，脉数虚者为肺痿，脉数实者为肺痈。

此节是论肺痿，后段则以肺痈相比较，仍属肺痿文字，非论肺痈也。肺痿为最普通之肺病，初期肺炎结一小核，逐渐扩大，覆以极坚韧而柔软之膜；二期则结核部分，因缺乏血液荣养，渐渐坏死，或为空洞，西医谓之蜂房细菌，即以空洞内之浆液物，为繁殖之材料；三期则肺部因吐涎沫过多，肺组织大部分坏死成为干缩状态，遂至无法呼吸而死，此硬变性肺劳所由得名也。肺痿之结果是肺疢干涸，肺痿之病因，是出汗呕吐下消快利亡津液，故取义为痿。肺在上焦，故寸口脉数为热，热盛津枯，似应口干，不应反多涎唾，殊不知肺脏因结核而有炎症，正气因欲排除炎症而作咳；肺膜因有炎症而增加分泌，职是之故，肺劳病，未有不咳逆吐涎者，不独肺痿为然也。若口中干燥，辟辟然如作噼啪声，且咳时必牵及胸部隐隐作痛，吐唾脓血，脉则滑实而数者，则又为肺痈，而非肺痿矣。然则痿痈两病，其脉虽皆数，而痿为津竭，脉则数而虚；痈为热结，脉则数而实。其症虽皆咳，而痿则口不燥，胸不痛，而吐唾涎沫；痈则辟辟燥，隐隐痛，而吐唾脓血，脉症而有不同也。

火逆上气，咽喉不利，止逆下气，麦门冬汤主之。

此津虚肺燥之肺痿症也，曰火逆上气，则与肺胀之外邪闭束不同矣。咽喉不利，即津液不足，咽喉干燥而不快利，治法宜清火邪而降肺气，故曰止逆下气。主以麦门冬汤，麦门冬清燥生津；参甘麦米，大甘健脾，补肺液之来源；半夏除痰除逆，以成其全功，今人每谓半夏性燥，讵知若无半夏，则一派清润之品，安能涤饮利气乎。

麦门冬汤方

麦门冬七升　半夏一升　人参二两　甘草二两　大枣十二枚　粳米三合

右（上）各味，以水一斗二升，煮取六升，温服一升，日三夜一服。

肺痿，吐涎沫，而不咳者，其人不渴，必遗尿，小便数，所以然者，上虚不能制下故也，此为肺中冷，必眩，多涎唾，甘草干姜汤以温之，若服汤已渴者，属消渴。

肺痿荣养不足，体温来源缺乏，故有肺冷之症。肺病多咳，冷则肺不燥，故问有不咳，吐涎沫，口不渴，遗尿溺数，头眩多唾，皆水不化气之故，发热则体温沸腾，上实而下焦缺水，肺冷则体温低落，上虚而下焦失约，此为肺中冷，故上虚不能制下，"必"字解作"每"，"制"字解作"约"，义见经义释真。

本节主旨：为上虚不能制下，肺冷即上虚；遗尿尿数，即下焦失制。草姜汤为化水之温剂，若服汤后，发见口渴，而小便似失约者，则为饮一溺一之下消症，病在肾，不在肺矣。

以上三节，皆肺痿之专文，两方一润一温，示人以治肺痿之标准，医者师其意，不必皆用其方也。时方清燥救肺汤、生脉散、甘露饮、《千金》麦门冬汤，经方理中汤、真武汤、苓桂五味甘草汤、苓甘五味姜辛汤，皆与两方同一用意。以下专论肺痈。

问曰：病咳逆，脉之，何以知此为肺痈，当有脓血，吐之则死，其脉何类？师曰：寸口脉浮而数。浮则为风，数则为热；浮则汗出，数则恶寒；风中于卫，吸气不入；热过于荣，呼而不出；风伤皮毛，热伤血脉，风舍于肺，其人则咳，口干喘满，咽燥，不渴，多垂＜唾＞浊沫，其人振寒；热之所过，血为之凝滞。蓄结痈脓，吐如米粥。始萌可救，脓成则死。

此论肺痈之专文。其脉则浮数，其病则风热，其症则吐脓也。始为风伤卫，热伤营，卫在外，伤卫即伤皮毛，荣在内，伤荣即伤血脉；次为风由皮毛而入肺，则咳逆喘满而干燥，吐浊振寒而不渴，热由血管而通肺，则热蓄不解血凝不通，热蓄血凝，熏灼溃腐，迨夫痈已成脓，吐如米粥，则病已垂死不可救矣。

风热为阳邪，故肺痈为热症，热毒灼及肺循环而成痈，痈复酝酿而成脓，脓复倾倒溃决，如潮如涌，而吐如米粥，此肺痈最重笃时期也，其人振寒者，痈将化脓也，化脓进行中，必先吐臭痰，吐臭痰之前，必先吐浊痰，其病因由浅而深也，由轻而重也。若咳嗽喘满，则普通肺病皆有之，辟辟干燥，乃肺痈初步所必有，燥而不渴，亦涎沫过多所恒有，不足异者；呼气不入，吸而不出，皆呼吸困难之表见，不必重视，但呼主出，吸主入，原文呼入吸出，未免违反生理，"呼吸"二字，当颠倒互换；风为阳邪，痈为热症，脉不应微，宜为微为浮，脉理方核；数则恶寒诸家解释均误，凡炎症发见恶寒，多属酝酿化脓，其时气血皆集中患部浅层血管，极度收缩，故肌表凛凛恶寒也。

咳逆上气，时时吐浊，但坐不得眠，皂荚丸主之。

此节为痈脓未成，而出皂荚丸一方，以迅速平除之也。咳逆哮喘，吐浊不已，肺部已充满浊垢，浊垢愈多，喘逆愈剧，甚至但能坐而不能卧，此时急服皂荚丸，除瘀荡浊，扫而去之。因肺部肃清，不至酝成溃疡。皂荚具驱瘀荡垢之大力，今人每用以洗涤油污，用枣泥汤送服者，甘缓固正，使攻邪不伤正也。未成则用此方，否则反促其溃烂，慎之慎之。

肺痈，喘不得卧，葶苈大枣泻肺汤主之。

痈脓未成，水饮阻于窍燧，障碍气管呼吸，故喘逆不已，但坐不得卧。葶苈子行水利气之力甚大，故曰泻肺，加大枣所以固正。上节皂荚丸主驱除污垢，本节泻肺汤主通利水气，略有不同。

皂荚丸方

皂荚八两，去皮酥浸，焙干，末之蜜丸如桐子大，每服三丸，日三服。

葶苈大枣泻肺汤方

葶苈子 ＜15克＞　大枣十二枚，去核

煎葶苈子令黄，捣丸如弹子大，先煮大枣，用水三升，取二升，去枣，内葶苈子煮取一升，顿服尽，三日服一剂，可服三四剂。

咳而胸满振寒，脉数，咽干，不渴，时出浊唾，腥臭，久久吐脓如米粥，此为肺痈。桔根汤主之。

此节之症，即上文其人则咳，口干喘满，咽燥不渴，多唾浊沫时时振寒云出之症也。吐浊唾而腥臭，而吐脓，而＜如＞米粥，肺痈已成，法在不治，仲景于无法中，觅得一法，即排脓是也。桔梗为排脓专药，而无皂荚之猛、葶苈之急，盖痈脓已成，不可渐而去之、缓而图之，不可急而夺之矣。

仲景排脓散汤两方均重用桔梗，可知桔根长于排脓，若开壅闭、去风热，犹甚余等；甘草其消炎解毒之效，不仅长于和缓已也。

肺痈，胸胀满，一身面目浮肿，鼻塞，清涕出不闻香臭辛酸，咳逆上气，喘鸣迫塞，葶苈大枣泻肺汤主之。

此节《金匮》无之，依《千金》《外台》补入。肺痈未成，肺有积水，水气壅滞，则胸满；水气不行，则浮肿；鼻为肺之外窍，肺有积水，故鼻窍亦闭而不通不闻香臭，仅有清涕流出；水气壅滞，则呼吸不利，故咳哮交作；呼吸之气，与积水交搏，故喘鸣迫塞。治之奈何，泻其水而已。泻肺汤，泻肺气之主剂，亦即泻水之专剂，水与气一而二二而一也。

附方一　《外台》炙甘草汤，治肺痿涎唾多，出血，心中温温液液者（原方本无出血，依《千金》加入）。

涎唾多，是肺膜分泌过亢，其来源出于血浆，故涎唾多者，必贫血也，再加出血，则心脏衰弱甚矣。炙甘草汤强心生血，所以主之。温温液液，是心脏循环障碍难过之形容词，与虚劳篇"汗出而闷"同意。

附方二　《千金》甘草汤，治肺痿涎唾多者，其方为长桑君所遗，即甘草一味。

本方与炙甘草汤，皆治肺痿涎唾多，而组织之繁简不同，涎唾多为炎性分泌物，以甘草汤消炎，是治标法，以炙甘草汤强心，是补虚法。

附方三 《千金》生姜甘草汤，治肺痿咳唾涎沫不止，咽燥而渴。方如左（下）：

生姜五两　人参三两　甘草四两　大枣十五枚

右（上）四味，水七升，煮取三升，分温三服。

唾涎多有伤津与伤血之异，炙甘草汤治伤血，本方治伤津。津伤故咽燥而渴，参以益津，甘以消炎，枣以固正，一派纯甘之药，再君以生姜之辛化，则滋而不滞，润而不凝，与麦门冬汤之用半夏，殆同一理。

附方四 《千金》桂枝去芍药加皂荚汤，治肺痈，吐浊沫。

上文时时吐浊，用皂荚丸，本方吐浊沫，亦用皂荚，其理一也。用桂枝汤者，肺痈酝酿化脓进行中，必有寒热，故以桂枝汤调和荣卫，去芍药者，恐碍涤垢去污之力，转制皂荚之肘也。

附方五 《外台》桔梗白散，治肺痈，咳而胸满振寒，脉数咽干，不渴，时出浊唾腥臭，久之吐脓如米粥者，方如左（下）：

桔梗　贝母各三分　巴豆一分，去皮，研如脂

右（上）三味为散，强人饮服半钱匕，弱者减之。病在膈上者吐脓血，膈下者泻出，如下利不止，饮冷水一杯即安。

此症与桔梗汤相同，而一急一缓，其人体气未败，

尚可猛攻；或危在旦夕，不得不背域一战，则本方又拨乱反正所必需。桔梗排脓，贝母通利肺淋巴，巴豆攻坚破结，盖即《大论》之白散及三物白散也。

方注：膈下者泻出，膈下非肺病也，肠痈胃痛各症，皆病在膈下，本方皆可治之。

附方六 《千金》苇茎汤，治肺痈咳有微热，烦满，胸中甲错。

肺痈热在卫，往往有身体微热，苇茎所以去热；肺痈热在荣，往往有蓄血甲错，桃仁瓜瓣所以去瘀；肺痈脓腐凝滞，往往胸满，薏米去湿，防腐消脓，所以去满；瓜瓣即甜瓜子，治一切疮痈热毒，故《金匮》治肠痈之专方大黄牡丹汤，亦用之。

苇茎汤方

苇茎二升　桃仁五十枚　薏苡仁半升　瓜瓣半升

右（上）四味，水一斗，煮苇茎，得五升，去渣，内诸药，煮取二升，服一升，再服当吐如脓。

奔豘气病脉证并治第八

本篇纯论奔豘之文，虽首节有四部之病，然除奔豘外，皆无症治，篇名但云奔豘病，可知吐怵火三病，皆不通因类并提而已，各家不明此旨，转疑原文未免遗漏，实不思已甚，吐怖火三病已发于各篇，自无演述之必要也。狄作豚，病发时，有形状如豚之物，由下而上，故谓之奔；其所谓狄者，非癥非瘕，非血非瘀，乃水气也。发作之原因，或由发汗，或由烧针，或由寒热，其实乃属精神经刺激，因刺激而兴奋，因兴奋而引起水逆，仲景则概称之曰惊发，惊发云者，即神经刺激之谓耳。

师曰：病有奔狄，有吐脓血，有惊怖，有火邪，此四部病皆从惊发得之。

此节奔吐怖火四部并论，其用意则注重奔狄，因四病同源，故连类提及耳。吐脓是胃溃疡之病，不由惊恐而得，当是吐血之误。惊发解作神经刺激，中医所谓肝肠上升是也，神经受急烈刺激，过度兴奋，因而引起水逆，则发奔狄；血压沸腾，因而冲破血管，则发吐血；中枢神经震，因而眴眴战，标则发惊怖；体温则随血压上升，因而上焦充血，则发火邪。四者胥由刺激而来，故曰皆从惊发得之，惊因是病因，惊怖是病名，字义相同，用意则各异也。

师曰：奔狄病，从少腹起，上冲咽喉，发作欲死，复还而止，皆从惊热得之。

此节<论>因寒热而引起奔狄。寒热往来，是少阳本症，腹痛是少阳兼症，病在三焦，淋巴管有热，奔狄是水病，三焦是水道，故三焦病，可并发奔狄也。小柴胡为通调水道之剂，奔豚汤，即小柴胡之变相，加李根皮以治热性奔豚，加归芎芍以治腹痛，黄芩消三焦之炎，姜夏和胃气而降水逆。生葛当是柴胡之误，葛主汲升，水逆症，绝无再加升提之理也。

按：《外台》治奔豚十三方，皆不去李根白皮，其为奔豚之主药，殆无疑义。

奔豚汤方

甘草　芎䓖　当归各二两　半夏四两　黄芩二两　芍药二两　柴胡五两（原本作生葛）　生姜四两　甘李根白皮一升

右（上）九味，水二升，煮取五升，温服一升，日三夜一服。

（发汗后）烧针令其汗，针处被寒，（黑）【核】起而赤者，必发奔豚，急从少腹上至心灸其核上各一壮，与桂（枝）【苓】加桂汤主之。

本节原文与《大论》相同，但太阳篇无"发汗后"三字，故删去。

针口为细菌侵入，谓之被寒，即被伤风病也；针处发炎而充血，谓之核赤；烧针则体温加高，汗出则神经兴奋，体工为供给汗液之故，水分遂随阳气而上升，谓之奔豚。灸其核上，所以温散停瘀，与西医热水消炎法殆同一理。桂枝加桂，仅可外解，不可治水逆，且蹈发汗之辙，当是桂苓加桂之误。桂枝令其外达，加桂苓以降冲逐水，则面面皆到矣。

桂苓加桂汤方 即桂枝汤原方加桂二两苓半斤

右（上）方各位，水七升，微火煮，取三升，去滓，温服一升，不必啜粥覆被。

发汗后，脐下悸者，欲作奔狱，茯苓桂枝甘草大枣汤主之。

本节原文，已见《大论》，亦发汗引起水逆之症也。蓄水所在，每作悸跳，水停胸下，则为心下悸；水停少腹，则为脐下悸。治以苓桂草枣，桂以降冲，苓以逐水，甘草则缓和悸动也。

按：仲景书用虚字，与近代文法迥异，"必"解作"每"字，上节必发奔狱，犹言每发奔狱也；"欲"解作"可"，本节欲作奔狱，犹言可作奔狱也。又篇中用"师曰"二字尚多，不知究为何人师，以理度之，仲景当日，博采各家著述，各家各有师承，仲景殆录其原文而已。

茯苓桂枝甘草大枣汤方 见《大论》

胸痹心痛短气病脉证并治第九

本篇论胸部各症，与下篇论腹部各症，两相对照，但胸腹界限，往往混淆未能绝对划分。痹与痛，多同时发见，痹之含义，即包括疼痛，不过痹则称胸，痛则称心耳。短气为胸痹之一，但胸痹多痛，短气不痛，近代肋膜炎、胸膜炎、心绞痛、胃神经痛、肋间神经痛，中医之心气痛、肝胃气痛，皆在本篇范围。

师曰：夫脉当取太过不及，阳微阴弦，即胸痹而痛，所以然者，责其极虚也，今阳虚知在上焦，所以胸痹心痛者，以其阴弦故也。

病人之脉，非太过，即不及。阳脉微，是阳虚，不及也；阴脉弦，是阴强，太过也。阴弦上乘阳微，故有胸中痹痛之病；阴愈盛则阳愈微，故曰极虚；阳主上，微主虚，故知病在上焦之阳虚；阴主寒，弦主痛，故知病在胸痹而心痛。此节继论胸痹心痛之由于阳虚阴强。

平人无寒热，短气不足以息者，实也。

短气有单独发作者，有由寒热而发者。由寒热而发者，为太阳病小青龙名症非杂病也，此为杂病，故无寒热；不足以息，乃形容短气之病状；寒<实>者，寒饮蕴结也。病属阳虚阴实，非热实也。前篇吸而微数病在中焦实也，当下之，即愈，与本节之实不同。

实胸痹之病，喘息咳唾，胸背痛，短气寸口脉沉而迟，关上小紧数，栝蒌薤白白酒汤主之。

此节为胸痹心痛短气病统出一方以治之也。寸口沉迟，为上焦阳虚；关小紧数，为胃有寒凝，即前节之阳微阴弦也；喘息咳唾短气之症，必有寒饮壅塞，而与其他痰饮水毒不同者，病在呼吸器官，且有痹痛故也；痹通由轻而重，由小而大，则为前后皆痛，故曰胸背痛。栝蒌子涤除胸中饮结，薤白开利膈间壅塞，白酒宣通阳气，去黏膜分泌物，故为本病之主方。

按：乳腺发炎症，用本方甚效。

胸痹不得卧，心痛彻背者，栝蒌薤白半夏汤主之。

此节之症与上节相同。不得卧，即痹痛短气之剧者；心痛彻背，即胸背彻痛之剧者；其他脉症，因上节已言之，故不必烦言耳。本节之方，加半夏一味，除饮降逆之力益大。

栝蒌薤白白酒汤方

栝蒌子一枚，捣　薤白半升　白酒七升

三味，水五升，煮取二升，分温再服。

栝蒌薤白半夏汤方即前方加半夏半升

四味，水六升，煮取四升，温服一升，日三服。

胸痹，心中痞，留气结在胸，胸【胁下】满，（胁下）逆抢心，枳实薤白桂枝汤主之，人参汤亦主之。

胸痹，是总病名。心中痞，即胸下痞，是胸痹病之一症，此积痞症，因积气不散，结于胸下而成，故曰留气结在胸；胸胁相连，有胸下痞满者，有胁下痞满者，故曰胸胁下满，痞气结聚，不能下降，因而上逆，故曰逆抢心。栝蒌薤白为胸痹之主药，加枳实以散结，厚朴以消满，桂枝以降逆。上两方专治痹痛，本方兼治痞满冲逆。

痞逆症，属于胃机能衰弱者，即可温补，而不可消散，宜人参汤主之。《大论》曰病人素有寒，胃中冷，必吐逆，又曰胃上有寒，当温之，宜理中丸，与本节用人参汤盖同一理。

枳实薤白桂枝汤方

枳实四枚　**厚朴**四两　**薤白**半升　**桂枝**一两　**栝蒌子**一枚，捣

右（上）五味，以水五升，先煮枳朴，取二升去滓，内诸药，煮数沸，分温三服。

人参汤方即《伤寒论》理中汤方

右（上）方各味均三两，水八升，煮取三升，温服一升，日三服。

胸痹，胸中气塞，短气，茯苓杏仁甘草汤主之，枳橘生姜汤亦主之。

胸痹是病名，气塞短气是胸痹中之两症，气塞宜治气，枳橘生姜汤主之；短气宜治水，茯苓杏仁甘草汤主之。

茯苓杏仁甘草汤方

茯苓三两　**杏仁**五十个　**甘草**一两

右（上）三味，水一斗，煮取五升，温服一升，日三服不差，更服。

枳橘生姜汤方

枳实三两　　橘皮一斤　　生姜半斤

右（上）三味，水五升，煮取二升，分温再服。

胸痹，缓急者，薏苡附子散主之。

胸痹，即胸痛；缓急者，痛有轻重休作也，肋膜炎及肋间神经痛均有此现状。薏苡专治休作痛，兼去湿防腐；附子散寒去痹，温通拘挛，即以止痛。

薏苡附子散方

薏苡仁十五两　　大附子十枚，炮

二味杵为散，每服方寸匕，日三服。

心中痞，诸逆，心悬痛，桂枝生姜枳实汤主之。

心中痞，胸下痞满而痛也；诸逆，一切冲逆也，或气逆，或干呕，或呕吐，胃神经起排毒作用之故；病在胸下之胃部，而牵及胸中之食管，嘈杂作痛，谓之心悬痛，心即胸中，悬即牵引也。枳实消痞止痛，生姜和胃，桂枝降逆，所以主之。

临床经验：消化不良之人，偶食生冷，或感外寒，辄痛叶交作，喘状甚苦，投此方覆杯而愈。

桂枝生姜枳实汤方

桂枝三两　　生姜三两　　枳实五枚

右（上）三味，水六升，煮取三升，分温三服。

心痛彻背，被痛彻心，乌（头）【梅】赤石脂丸主之。

本节方症可疑，但云心痛彻背，则与上文栝蒌薤白白酒汤之胸背痛、栝蒌薤白半夏汤之心痛彻背应无分别，何以立方，判若天渊。疑一：乌头附子同用，仲景向无此例；疑二：赤石脂非止痛之药；疑三：五年前，在首都治一于姓小孩，年九岁，患寄生虫病，中央医院迭进下剂，其虫愈下愈多，由十数头，而数十头，而数百头，家属惊惧，不肯再下，延著者往治，则腹满剧痛，下利日数十行，哕呃不已，汗出如脂，劳其危殆，急用乌头赤石脂丸去乌头改乌梅，治之，一剂各症减轻，二剂全止，但便溏，哕逆未全平，再进原方加丁香、柿蒂，并大建中三剂，竟痊愈，原业曾刊登南京人报。因知本方乃治虫之剂，当列于乌梅丸之后。吐多者乌梅丸主之；下利剧者，本方主之。

乌梅赤石脂丸方（原文作"乌头"）

乌梅原文"乌头"　**蜀椒**一两　**干姜**一两　**赤石脂**一两　**附子**半两，炮

右（上）各味，末之蜜丸如梧子大，每服一丸，日三服。

按：本方当列厥阴篇，附于蚘厥症之后，姜附温中去厥，蜀椒杀虫止痛，赤石脂止利，乌梅治蚘，实丝丝入扣也。

附方　九痛丸，治九种心痛，一虫痛，二风痛，三注痛，四悸痛，五食痛，六饮痛，七冷痛，八热痛，九去来痛。方如左（下）：

附子<small>三两，炮</small>　狼牙<small>一两，炙香</small>　巴豆<small>一两，去皮心研</small>
<small>如脂</small>　干姜　人参<small>各一两</small>　吴茱萸<small>一两</small>

各味末之，蜜丸如桐子大，酒下，强人初服三丸，日三服：弱者二丸。

本方兼治卒中恶腹胀痛，口不能言，及连年积冷流注心胸痛，并发气上冲，落马坠车，血疾等症。附子、巴豆散寒冷，攻坚积；狼牙、吴萸杀虫痊，除淡饮；干姜、人参理中焦，和胃气，故能统治各症。

本篇真心痛一症，并无治法，著者在渝，曾治一王姓妇，西医断为心绞痛，法在不治，经进吴茱萸汤加当归而愈，录之以备参考。

腹满寒疝宿食病脉证并治第十

本篇所论皆腹部各病，包括肠胃、腹膜神经、睾丸、卵巢在内，而肠胃为尤多，病状以腹痛为主症，故腹满寒疝宿食，三者皆有腹痛也，腹满即腹膜炎，寒疝即疝气痛，宿食即胃肠炎，就中腹膜炎一症最难治，疝气次之，宿食又次之。

跌阳脉微弦，法当腹满，不满【便难】者必（便难）两胠疼痛，此虚寒从（下上）【上下】也，当以温药服之。

微为阳虚，弦为阴盛，腹膜炎属阳虚阴盛，故曰法当腹满，设腹不满而便难，则寒凝于下矣，便难而兼两胠疼痛，则寒气由下而上犯矣，如是者当服温药，以下其寒，寒去则便通，便通则两胁不痛，大黄附子汤之症也。

病者腹满，按之不痛为虚，痛者为实，可下之；舌黄未下者，下之黄自去。

本节是《伤寒》阳明病，宋臣林亿等，因其有腹满，故附入本篇，且将阳明病改为"病者"二字，未免有意掩饰。腹膜炎病，无一不痛，无一不虚，例如大建中症曰痛不可触近，其明证也。设误以痛者为实，则杀人矣。舌黄者阳明胃实之征，腹膜炎之舌，鲜有黄者，今日医生，于腹痛之病，每以拒按喜按分虚实，皆林亿等阶之属耳。魏本玉南阳明篇，均有此节文字，宋本殆已遗漏。

腹满时减，复如故，此为寒，当与温药。

此节是肠胃虚寒胀满，因正气之紧缩救济作用，故有时减小，然正气已衰，虽减小亦不能持久，故旋复胀满如故，《大论》曰，腹胀满，身体疼痛者，当先救里，宜四逆汤，即本节当与温药之旨也。

病者萎黄，燥而不渴，胸中寒实，而利不止者，死。

胸中即胸下，寒实，是胃有寒结；利不止，是肠不吸水，而且虚脱，上痞下利，通因而有不可，故主死；

病在消化器，营养失败，故萎黄；躁同燥，津液不足故口燥，缺乏火化故不渴。理中汤、四逆加人参汤或可挽救万一。

寸口脉弦者，即胁下拘急而痛，其人啬啬恶寒也。

弦为血管神经纤维紧缩，痛症之常脉，亦腹膜炎之本脉；胁下拘急作痛，是神经拘挛，腹膜炎之局部症候也；啬啬恶寒，是体温奔集患处，浅层血管收缩。薏苡附子散合芍药甘草汤主之，芍药甘草汤加吴茱萸亦主之。

夫中寒家，喜欠，【其人下利，以里虚也，若】其人清涕出，发热色（利）【红善嚏】者，（善嚏）【为】中寒（其人下利，以里虚也），欲嚏不能，此人（肚）【肺】中寒。

"夫中寒"以下为一段，"中寒"以下为一段，依陈改正合之。——校者附记。

中寒家，中焦虚寒之人也。中虚之人血管氧气不足，炭气过多，故喜做深呼吸，冀得氧气之接济；然感受外寒之人因呼吸障碍，碳氧交换不足，亦每作呵欠，将何以别之？必其人兼有下利，方为真正中焦虚寒之症，中焦属里，故曰里虚；若其人虽喜欠，而清涕出，则为鼻黏膜发炎；发热面红，则为体温奔集于表部；善嚏，则为肺气上冲鼻腔，如是者又为流行性感冒之中寒，而非中焦虚寒矣。若其人欲嚏而不能，则不特鼻黏膜发炎，肺部亦必感受外寒，盖嚏为神经反射作用之表现，鼻黏膜知觉神经因炎症刺激，引起肺气急速上冲，以求排去其炎症，今肺已受寒，则无法冲出鼻腔，故曰此人肺中寒。是则本节之症，喜欠而下利者，里寒也；喜欠而流涕发热面赤善嚏者，外寒也；欲嚏不嚏者，肺伤于寒也。里虚之中寒，其"中"字读平声；外寒之中寒，其"中"字读去声。肚中寒，其"肚"字乃"肺"字之误。此类之病，本与腹膜无涉，《金匮》录之，其以里寒下利与本篇肠胃虚寒，有相同之因果欤。

夫（瘦）【病】人绕脐痛，必有风冷，谷气不行，而反下之，其气必冲，不冲者，心下则痞也。

瘦人，当是病人之误，绕脐作痛，病在小肠部位，寒疝症也；风冷，即寒气也；"必"解作"每"，言绕脐痛，每有寒疝，不可认为阳明病也；诸寒收引则肠管蠕动停止，故大便不行。若误作热实而下之，轻则正气起反抗作用，必气上冲胸；剧则内寒与药寒相结，成为寒实结胸，结则不冲矣，故曰不冲者心下则痞也。

病腹满发热，十日，脉浮而数，饮食如故，厚朴七物汤主之。

此节是《伤寒》太阳阳明两症，非腹膜炎也。《金匮》录之，以腹满一症与本篇病名相同耳。"病"字之下当有"人"字，腹满是阳明病，发热是太阳病，十日是过经不解，浮主表，数主里，皆二阳合病之脉，饮食如故是阳明中风，七物汤是表里两解。

厚朴七物汤方 即桂枝去芍药汤与小承气汤，合组而成

按：本方用桂枝去芍药，是满而不痛之故，痢疾初起有发热者，用之奇效。

腹中寒气，雷鸣切痛，胸胁逆满，呕吐，附子粳米汤主之。

本节之症，是急性腹膜炎，亦是慢性胃肠炎，亦是寒症，中医往往论症不论病，审症既确，即可凭症用药。本节之症，以虚寒为病因，以疼痛为病果。胃肠虚寒而疼痛，则为胃肠炎；胃肠炎蔓延于腹部，波及胸部，则为腹膜炎；腹痛而属虚属寒，则为寒疝；曰腹中寒气言腹以内之脏器有积寒也；曰雷鸣切痛，言寒不化水而雷鸣，寒气刺激而切痛也；曰胸胁逆满呕吐，言寒气由胃肠而进入腹膜，由腹膜而延及胸胁，满而痛，逆而呕也。治以附子粳米汤，附子散寒化水以镇痛，半夏降逆开胸以止呕，甘枣米调和胃气，增进荣养，以补益消化机能也。

附子粳米汤方

附子一枚，炮　半夏半斤　甘草一两　大枣十二枚　粳米半升

五味以水八升，煮米熟汤成，去滓，温服一升，日三服。

按：本症胃寒过盛，汤药不得入口者，可加丁香砂

仁少许。

【腹满】痛而闭者，厚朴三物汤主之。

此急性腹膜炎之实症也，原文无"腹满"，依脉经加入。病属肠炎，而延及腹膜，故满而且痛；症属热实，故大便闭塞。方名厚朴三物，不名小承气者，承气主通便，三物主消满，一为阳明病，一兼腹膜炎也。厚朴去胀满，枳实开闭痛，大黄荡热实，故主之。

按之心下满痛者，此为实也，当下之，宜大柴胡汤。

心下即胸下，胃之部位也。痛而且满，则涉及包裹，胃部之黏膜亦发炎矣，以按之痛否分虚实，本限于伤寒阳明病，今竟适用于局部腹膜炎之病者，盖同一实症故耳，故曰此为实也，然同一满痛实症，何以不用三物汤，而用大柴胡，则以本症病灶在胸下，而涉及肋膜，为腹膜炎之局部，亦即肋膜炎之一部，大论凡胸胁满痛之柴胡症，皆属于肋膜炎之范围也。

按：腹膜炎之全部症与局部症，大半由胃肠炎症而引起，故所用各方，大率皆治胃肠病之剂，时虚实寒热不同而已。

大柴胡汤方见《大论》太阳、少阳各篇

腹满不减，减不足言，当须下之，宜大承气汤。

腹满是满而兼痛，不减则满之甚也。减不足言，是偶有减轻，等于不减也，此亦急性腹膜炎之实症，病在

腹部之小肠部位，故用承气。上文腹满时减复如故是虚症，与本节实症不同。

按：腹膜炎之实症，可借用阳明各方，则七物汤之症，何以列于腹膜炎之外？曰：七物汤症，有发热十日，其脉复浮数不弦，故知为太阳阳明合并也。

大承气汤方见前篇

心胸中大寒，痛呕不能饮食，腹中满，上冲皮起，出见有头足，痛而不可触近者，大建中汤主之。

本症上至心胸，下至腹部，皆作满痛，乃弥漫性腹膜炎也。病属虚寒，故曰大寒；胃神经感寒而起反抗，故作呕；消化机能衰弱，故不能饮食；病发时，腹皮鼓起，如有头足出见，且患处疼痛不可触手，是肠管不通，或肠管扭转，或肠管套叠，因而起紧缩之救济，故蠕动增强，腹皮受蠕动影响，故起伏无定，如手之舞蹈，偶一触近，即痛不可忍也。方名建中，寓有补虚之义，附子粳米汤，去寒为主；小建中汤，补虚为主；本方则虚寒兼治。姜椒去寒，所以温通肠肌，镇抚蠕动；麦饴补虚所以加强荣养，增益消化。故主之。

大建中汤方

蜀椒二合　干姜四两　人参二两

三味，水四升，煮取二升，去滓内饴膠一升，微火煎取一升半，分温再服，约一炊须，可啜粥二升，更服，当一日，食糜，温覆上。

　　胁下偏痛，发热，其脉紧弦，此寒也，以温药下之，宜大黄附子汤。

　　寒不化水，久之则水毒结聚，着于胁下，故曰偏痛；发热者，体温奔集患处也；紧为寒脉，弦为痛脉。非温不足散寒，非下不足散结，故宜大黄附子汤以温下。大黄去结，附子去寒，细辛去水毒。凡寒症可下者，皆大黄附子汤之类症也。

　　大黄附子汤方

　　大黄_{三两}　　附子_{三枚}　　细辛_{二两}

　　三味，水五升，煮取二升，分温三服，服后如人行四五里，进一服。

　　寒气厥逆，【眩悸呕】赤（丸）【圆】主之。

　　类聚方，本节之症，当有腹痛及呕而眩悸，今依照改正。寒在<气>厥逆，言寒不<气>蕴结，而致四肢厥逆也；眩悸呕是水气上冲；腹痛，兼腹满<似错简>，言治以赤圆者，乌头散寒，苓细去水饮，半夏降水逆，朱砂凝神止悸。

　　赤圆方

　　茯苓_{四两}　　半夏_{四两}　　乌头_{二两，炮}　　细辛_{一两}

　　四味末之，内真朱为色，蜜丸如梧子大，先食酒饮下三丸。日再夜一服，不知，稍增者。以增<知>为度。

　　寸口脉，【沉】（弦）【紧】而（紧）【弦】，（弦）【紧】则卫气不行，即恶寒，（紧）【沉】则不欲食，【弦而为疼痛】，邪正相搏，即为寒疝，寒疝绕脐痛，若发则（白津）【自汗】出，手足厥冷，（其脉沉紧者，）大乌头煎主之。

本节原文，名<各>家互有异同，今依魏本改正。寸口主阳，阳虚阴盛，故诊寸口；紧为外寒，浅层血管收缩，体温不得外达，故曰卫气不行而恶寒；沉为内寒，消化机能衰弱，则无法消谷，故曰不欲食；弦为诸寒收引，血管神经感寒而挛急，故曰疼痛；寒疝多内寒，其病每由气候寒冷而引起，外寒为邪实，内寒为正虚，故曰邪正相搏，则为寒疝。此为一段，论寒疝之原因。寒疝绕脐痛以下为又一段，论寒疝之病症。绕脐是小肠部位，故疝病又名小肠气。凡痛症剧者，其神经之刺激必甚，故多自汗出；凡寒症剧者，其体温之分布必难，故四肢多逆冷。大乌头煎即乌头一味，大毒大温，能通积寒，镇静神经，故为寒疝痛之主方。

按：寒疝痛，每牵及睾丸肿痛，其实单纯性睾丸炎与寒疝不同，寒症可以波及睾丸，而睾丸病不能并发寒疝也。

大乌头煎方

大乌头五枚，熬，去皮

水三升，煮取一升，出滓，内蜜二升，煎令水气尽，取二升，强人服七合，弱者五合，不差明日再服一日，不宜更服。

寒疝，腹中痛，及胁痛，里急者，当归生姜羊肉汤主之。

凡衰弱性腹痛，中医皆称寒症，若分拆<析>之，则有病在小肠，与病在血管之不同。乌头煎之症是小肠病，归姜羊肉汤之症是血管病，两者皆有腹痛，皆可由腹痛牵及胁下痛；独里急一症，是血液不足而凝泣，血管神经起挛急变化，为血管病所独有，故本节之里急，与虚劳里急相同，当归补血而通凝，生姜降胁下之寒逆，羊肉温养神经血管以止痛，故主之。

当归生姜羊肉汤方

当归三两　生姜五两　羊肉一斤

水八升，煮取三升，温服七合，日三服，寒多者<加生姜成一斤，痛多而呕者，加橘皮二两，白术一两，加生姜者亦加水五升，煮取三升二合，服之>。

寒疝，腹中痛，逆冷，手足不仁，若身疼痛，灸刺诸药不能治，抵当乌头桂枝汤主之。

腹痛，是寒疝之主症；逆冷，即上文大乌头煎之手足逆冷；不仁，则末梢神经亦麻痹矣；身疼痛，是兼有表邪。如此表里两病之症，普通灸刺诸法、温寒诸剂皆不可治，唯抵当方、乌头桂枝汤，可以两主之，抵当，是方书名称，犹言肘后活人也。

抵当乌头桂枝汤方

乌头五枚

右（上）一味，以蜜二升，煎减半，去滓，以桂枝汤五合解之，令得一升，初服二合，不知，增至三合，又不知，再增五合，知者为醉状。

其脉（数）【浮】而紧，乃弦，状如弓弦，按之不移（脉数弦者，当下其寒），脉（紧）【弦】大而迟者，必心下坚，【当下其寒，】脉大而紧者，阳中有阴可下之。

此等节论脉，原文多误，依脉经改正。浮而紧为弦，状如弓弦，其直似矢，不软不曲，故曰按之不移，此为腹膜炎、寒疝病，一切痛症、寒症之主脉，大为热，迟为结，弦为寒，弦而大且迟，则为心下痞硬，阴中有阳，故曰当下其寒；若大而且紧，大为热，紧为寒，是阳中有阴，亦可攻下，故曰可下之。凡此所谓当下、可下，皆属温下，即上文大黄附子汤及备急丸之症也。

附方一　《外台》乌头汤，治寒疝，腹中绞痛，贼风入攻五脏，拘急不得转侧，发作有时，使人阴缩，手足厥逆。

寒疝腹绞痛，是小肠扭结；贼风，指外邪；五脏乃内部脏器之统称；拘急不得转侧，是运动神经感寒而起痉挛；发作有时，是病有休作；感寒则发阴缩，即缩阳症；内寒过剧往往发见厥逆，是体温不足分布。乌头汤《外台》引《千金》，作乌头桂枝汤，但病状有拘急不得转侧，则前篇历<节>病之乌头汤似亦中与，各家认为大乌头煎，则一问未达矣。

附方二　《外台》柴胡桂枝汤，治心腹卒中痛者。

本方出大论，为太阳少阳合病之方，今移治心腹卒痛。心腹即胸腹，是肠病，兼肋膜病；卒中，是感外寒而发。桂枝温通血管，柴胡疏利淋巴，用以消炎止痛，桂枝又可解表，以去外邪，故主之。

附方三　《外台》走马汤，治中恶，心痛腹胀，大便不通。

中恶，犹今人所谓中毒，包括干霍乱，及一切仓卒传染各症；痛胀不过<通>，是中恶后毒气凝聚之结果。汤名走马，形容痛势之急迫也，法当温下以行水，下以去结。杏仁开胸膈之水毒，巴豆下肠胃之结毒，故主之。

走马汤方

巴豆二枚，熬，去皮心　　杏仁二枚

二味，以棉缠槌碎，入热汤二合捻取白汁，饮之，当下，老小量之，通治飞尸，鬼击病。

按：胸腹疼痛，病属寒结者，皆寒症之类，本节之疝，名曰中恶，实即卒疝也。

问曰（人病）【病人】有宿食，何以知之？师曰：（寸口）【趺阳】脉浮而大，按之反涩，尺中亦微，（而）涩，故知有宿食，大承气汤主之。

宿食，即饮食积滞，当诊趺阳。浮大，是实症，因内有障碍，故按之反涩而不流利；尺中主下焦，大便闭塞，故尺中亦略有涩象。浮大则尺中趺阳兼而有之，否则尺中微涩，是下焦虚寒矣。

大承气汤方见前

脉数而滑者，实也，此有宿食，下之愈，宜大承气汤。

此节阳明胃家实之症。宿食病与阳明病本无分别，但阳明是急性热病，热入肠胃，故有口渴，濈濈出汗；宿食，则病属伤食，故仅有积滞而已。

下利，不欲食者，有宿食也，当下之，宜大承气汤。

饮食积滞不消，因而发酵，成为胃肠炎，胃炎则嗳腐噫酸，肠炎则下利秽恶。此节但言下利，是肠炎也，当下其积滞，轻者可用栀子厚朴汤，原文用大承气，不过举以为例耳。

宿食在上脘，当吐之，宜瓜蒂散。

上脘即胃部，中医针灸学说，有此名称，宿食在胃，胃神经起排毒作用，故呕逆恶酸，宜因势利导，吐而越之。

瓜蒂散方

瓜蒂一分，熬黄　　**赤小豆**一分，煮

二味，杵为散，以香豉七合，煮取汁，和散一钱匕，温服之，不吐者，少加之，以快吐为度。

脉紧，如转索，无常者，有宿食也。

紧如转索，左右无定，即弦数之脉也，数主实，弦主痛。本节之症亦有腹痛，宜下之。

按：宿食脉，或浮大而涩，或数而滑，或紧如转索，脉学之无定，大率如此。

脉紧【主】头痛风寒，【亦主】腹中有宿食不化也。

原文意义不显，略加改正，即通畅明了矣。

五脏风寒积聚病脉证并治第十一

本篇所论，多无一定病名，病理亦不可解，且各节错乱残缺，颇难明其真相。据著者意见，古人以五脏为疾病系统，百病皆归纳于五脏之中，即使非五脏之病，亦必勉强分隶于五脏，又古人以风寒为百病之来源，无论何病皆指为风所鼓，谓风为阳邪，寒为阴邪，由此可得一结论，五脏乃百病之代名词，风寒乃百病之媒介物。至积聚病，则皆慢性痞结而已，但五脏风寒各节，论症多不完全，积聚病尤简略，皆不可为训也。

肺中风者，口燥而喘，身运而重，冒而肿胀。

本节是肺有积水，因有口燥，故指为肺中风，气喘身运重，头冒，颜面肿皆气阻滞之症，越婢加术汤主之。

肺中寒，吐浊涕。

风为阳邪，故口干而燥；寒为阴邪，故不躁而吐浊涕，古人不名痰而称浊涕，或浊沫，或涎沫，或涎唾，义见肺病篇。

肺死藏，浮之虚，按之弱如葱叶，下无根者死。

藏者真藏脉也，义见内经。浮按则虚，重按则弱，有如葱叶之中空，指下无根，此肺之真藏脉也，故主死。

肝中风者，头目瞤，两胁痛，行常伛，令人嗜甘。

中医所谓肝，皆指神经言，所谓风皆指神经变动言。头目瞤，是大脑晕眩，中医称头风；两胁痛，是肋间神经病，中医称肝气痛；行常伛，是运动神经痉挛，中医称肝主筋，筋络不利；嗜甘者，肝病人多躁急，甘能缓急也。

肝中寒者，两臂不举，舌本燥，善太息，胸中痛不得转侧，食则吐而汗出也。

两臂不举，是运动神经感寒而麻痹，中医谓为寒伤筋骨；舌本燥，是舌下腺感寒而收缩，中医谓为肝属厥阴，诸阴之脉，连于舌本；太息是肝气郁；胸痛，是肝气痛，其实皆神经不舒畅也；食入则吐而且汗出，是肝木协厥阴之寒以侵脾土，阳气因而外泄，其实皆胃神经衰弱起虚性反应故也。

肝死藏，浮之弱，按之如索，不来，或曲如蛇行者，死。

肝脉以强劲为主，轻按而弱，则失其强劲之力矣；不来当是不弦，若停止不来，则当名结代也；重按如索，则直而不竖，欲作弦而不能矣；曲如蛇行，则并直索之形而无之矣。凡此皆血管神经纤维缺乏紧缩能力，故主死。

肝着，其人常欲蹈其胸（上）【下】，先未（苦）【着】时，但欲饮热，旋覆花汤主之。

肝着，即肝癌也，金匮称着，多属癌症，血结则为肝着，水结则为肾着。胸下，即肝之部位，肝有积聚，故常欲蹈其胸下；蹈，即按擦之意，非真以足蹈之也；未成着之见<前>，但欲饮热，以血得热则行，气得热则散也。旋覆花汤，亦治其未着，而已既着之后，则癌已结聚，攻之不可，去之不能，无法可治矣。旋覆花散结消满，除痰饮以去其水，新绛通塞活血，能破血栓以去其瘀，葱白通阳行痹，以利其气，三味合用，可以肃清肝脏，不使成癌，设已经成着者，亦舍此别无治法。

旋覆花汤方

旋覆花三两　　**葱白**十四茎　　**新绛**少许

三味，水七升，煮取一升，顿服之。

心中风者，翕翕发热，不能卧，心中饥，食即呕吐。

此胃炎病也。胃炎病，多有发热，不能卧，亦有胃炎常有之症，中医所谓<胃>不和则卧不安也，原文作不能起，有误。心中饥，是嘈杂；过食即呕吐，是胃神经起反抗，中医所谓火化于中，胃热上腾也；心即胃，病属热症，故曰中风。栀子生姜豉汤主之，时方温胆汤主之。

心中寒暑，是人苦病心如噉蒜状，剧者心痛彻背，背痛彻心，譬如蛊注，其脉浮者，自吐乃愈。

仲景书心字多指胸，胸之下即胃也。本节是胃痛病，原因是胃有积水。噉蒜状，是形容胸下难过，病剧则痛彻胸背，有如蛊注；脉浮则积水有上越之势，故得吐则愈；若脉浮欲吐不能者，可用瓜蒂散。

蛊为蛇毒之类，民间有养之以害人者，置毒于饮食中，供人食，则得病人死，则毒复传于他人，故曰蛊注。

心伤者，其人劳倦，即头面赤而身重，心中痛，而自烦发热，当脐跳，其脉弦，此为心脏伤所致也。

此虚劳病也。虚劳多血虚烦热，方书谓之阴虚火旺，心主血，故血虚称心伤。虚劳之人，不耐劳动，故偶一劳动，即虚阳上浮而头面赤，神经疲困而身体重也；心中痛，是心肌挛急；当脐跳，是当胸跳之误，血虚则心脏起救济作用，故跳动加强也；脉弦，是脉管紧缩，前篇是男子亡血，其脉弦而大，即与此同理。法当强心益血，炙甘草汤，可加减治之。

心死藏，浮之实，如丸豆，按之益躁疾者死。

浮按则实，如有物结实，故曰如丸如豆，殆即内经真心脉至，坚而搏，如循薏苡子累累然者是也，此为血液已凝结之象征，重按则跳动益速，是心脏紧张，做最后挣扎之状，故主死。

邪哭使魂魄不安者，血气少也，血气少者属于心，心气虚者其人则为，合目欲眠梦远行，而精神离散，魂魄妄行，阴气衰者癫，阳气衰为狂。

此节一则曰心气虚，一则曰血气少，一则曰阴阳气衰，可知是神经衰弱之症。内经以心为君主，神明所出，故大脑神经之病，古人皆统称心病。神经衰弱，其人每故自哭，有如中邪，且彷徨不安，如丧魂魄，中医名脏躁，西医名歇斯底里；惊悸，喜眠，乱梦，精神涣散，魂魄错乱，皆神经衰弱之象征；癫狂病多属瘀血痰饮，实而不虚，故内经有重阳者狂，重阴者癫之明文。本节则虚而不实，故曰阴气衰，曰阳气衰，与内经不同，当是神经衰弱之类似癫狂病，总言之为心气衰，分言之，为阴阳气衰，溯其病源则皆血气少而已。

脾中风者，翕翕发热，形如醉人，腹中烦重，皮内瞤瞤而短气。

本节按中医学说，当是湿热病，脾主湿，故称脾病；腹中烦重，是湿滞中焦；皮内瞤瞤，是神经为湿气所逼迫；短气，是呼吸为湿气所障碍；发热是体温为湿气所阻隔；颜面如醉，是血液随体温而上腾，因有发热面赤，故称脾中风。

脾死藏，浮之大坚，按之如覆杯，洁洁状如摇者，死。

脉法，脾脉柔和而安静，今浮按而大坚，则失其柔和安静之象矣；然外坚而内空，仍不失为脾热，今重按如覆杯，外坚内空，故为败征；洁洁，是形容其干净而空无所有也；如摇，是失其安静之常态也。

脾为约，麻子仁丸主之。

本节原文见《大论》，《金匮》因叙述脾病，故附带列入，方解详《伤寒论》。

肾著之病，其人身体重，腰中冷，如坐水中，形如水状，反不渴，小便自利，饮食如故，病属下焦，身劳汗出，衣里冷湿，久久得之，腰以下冷痛，腰重如带五千钱，干姜苓术汤主之。

病名肾著，言腰部有癌症也。病因为湿气结聚，病症为腰部疼痛身重，腰冷，如坐水中，腰重如携多钱，皆湿气不化之故；形如水状，言患处浮肿；水病多渴，为五苓散症之类，今不渴，故曰反；凡水病其气上冲者，多小便不利，今无冲逆，故小便自利；病不在肠胃，故饮食如故；腰为肾之领域，故病属下焦；身劳二句，言及湿之由，久久得之，言湿滞之久。干姜苓术汤，温甘化湿，故为本症之主方。

干姜苓术汤方

甘草　干姜　茯苓　白术各四两

右（上）四味，水五升，煮取三升，分温三服，腰中即温。

肾死藏，浮之坚，按之乱如转丸，益下入尺中者死。

肾脉以右为主，坚而沉，乃其常也。今浮按而坚，则失其沉伏之象矣；重按如转丸，则失其坚定之象矣。加以转丸之象，下入尺中，则下焦摇动，肾气已散乱也，故主死。

按：本篇有脾中风，无脾中寒，肾则风寒皆无之，显有残缺。

问曰：三焦竭部，上焦竭善噫，何谓也？师曰：上焦受中焦气，【中焦】未和，不能消谷，故能噫耳【不须治，久之其气自和，则愈】。下焦竭，即遗溺失便（其气不和）不能自止（不须治久则愈）。

竭者，虚也。三焦各有虚竭之部位，上焦部虚竭，则善噫。噫者，饱呃也，上焦受气于中焦，中焦不和，无法消谷，胃中瓦斯积滞过多，故向上升腾，而作噫气，此不必治其上焦，但当调理其中焦，其噫自止；若下焦虚竭，则病剧矣，遗溺而失便，不能自禁止，此膀胱肛门括约肌麻痹也。遗溺宜肾气丸，及桂枝加龙牡汤、天雄散；失便宜理中汤、赤石脂禹余粮丸、桃花汤。

按：此节论三焦虚竭，即三焦中寒也。

师曰：热在上焦者，因咳为肺痿；热在中焦者，则为坚热；在下焦者，则溺血，亦人之淋秘不通；大肠有寒者，多鹜溏，有热着，便肠垢；小肠有寒者，其人下重便血，有热者，必痔。

此节论三焦寒热，即三焦中风中寒也。热在上焦，为阴虚久炽之肺痿，麦门冬汤之症也；热在中焦，为胸下痞硬，泻心汤之症也；热在下焦，为膀胱尿管发炎，或溺血，或淋，皆猪苓汤之症也。大肠以下，接论下焦大小肠病，有寒有热。大肠热则无法吸收水分，故便多鹜溏，宜理中汤；大肠热则肠黏膜发炎而下痢，故便多肠垢，宜白头翁汤；下重，是虚性脱肛，便血，是慢性肠风下血，亦称远血痣，即痔疮，其症多兼下血，亦称近血，三者皆病在直肠，与小肠无涉，《金匮》指为小肠寒热，殆以心与小肠相表里，心移寒于小肠，则为下重便血，心移热于小肠，则为痣也。下重，宜芪建中；便血，宜黄土汤；痔疮宜赤小豆当归散。

按：本节下重是慢性脱肛，与四逆散之泄利下重不同，彼为热证，此为寒症。

问曰：病有积有聚，有䅽气，何谓也？师曰：积者，脏病也，终不移；聚，府病也，发作有时，辗转痛移，为可治；䅽气者，胁下痛。按之则愈，复发为䅽气。

积聚，即癥瘕痞块，其原因为痰饮瘀血；縠气即消化不良，无斯壅滞。三者皆有疼痛，积则痛不移；聚则痛无常处；縠气则痛在胁下，按之痛止，不按复痛。聚主动为阳，故称府病，积主静为阴，故称脏病，阳轻而阴重，故府病为可治。

诸积大法，脉来细而附骨者，乃积也。寸口积在胸中；微出寸口，积在喉中；关上积在脐傍；上关上积在心下；微下关，积在小腹；尺中积在气街。脉出左积在左，脉出右积在右，脉两出，积在中央。各以其部处之。

诸积包括上节脏腑縠气而言。细而附骨，则细而且沉矣，身体各部有癥，则循环为之障碍，故有细小而附骨之脉象。本节诸聚之脉，及其部位，原文极明了，不必多释。

金匮要略改正并注卷下

痰饮咳嗽病脉证并治第十二

　　本篇所论，皆是水饮病，其原因大半由内部黏膜器官发炎，液体分泌过多，或淋巴还流阻滞，及组织吸收障碍所致。痰饮各家均作淡饮，即水饮也，若普通痰饮，《金匮》多称浊唾涎沫，鲜称痰者，但呼吸系器官，亦属黏膜性，故篇中涉及咳嗽一症，实非咳病专门文字也。所谓四饮，一曰痰饮，即水饮之总名；一曰悬饮，即湿性肋膜炎病；一曰溢饮，即水饮溢于皮肤之浮肿病；一曰支饮，即水气分支上泛支气管，及心胸头面之病。四饮之外，复有留饮伏饮，乃统言水饮停留与藏伏，兼各饮而有之，并非四饮之外别有留伏两饮也。

　　问曰：夫饮有四，何谓也？师曰：有痰饮，有悬饮，有溢饮，有支饮。

　　此节提明四饮之病名，原文即明了，不必释。

　　问曰：四饮何以为异？师曰：其人素盛今瘦，水走肠间，辘辘有声，谓之痰饮；饮水后留在胁下，咳唾引痛，谓之悬饮；饮水流行，归于四肢，当汗出而不汗出，身体痛重，谓之溢饮；咳逆倚息，短气不得卧，其形如肿，谓之支饮。

肠兼胃言，水停于肠胃，消化力失败，因为荣养不足，故素盛今瘦，其腹部则辘辘有声也；水留胁下之肋膜，每一咳唾，均牵引作痛，此是湿性肋膜炎之症；饮水之后其病加剧，中医以为饮水过多所致，则与水从汗孔入之原文殆同一理想错误；饮水流行，不曰溢于皮肤，而曰归于四肢者，所以别于其他水肿病也，今人因下文有青龙汤治温饮之例，以为是太阳病，殊误，水肿病，除利尿外，大都可汗，非必有伤寒表症也；咳逆短气不得卧而形肿，是水饮分支上犯，凡水走上焦，多涉及呼吸系，《金匮》本篇，却非呼吸系本病，故名曰支饮。

水在心，心下坚筑短气，思水不欲饮。

心下即胸下，胃部也，水停于胃，故胸下痞硬而悸动；筑，即动之形容词，有连称筑筑者；短气，是横膈膜为胃水所障碍，水饮病，多有之，胃有积水，故不需要外来之水，即强饮之，亦必作呕也。

水在肺，吐涎沫，欲饮水。

此节即支饮之症，中医论病之部位，辄归纳于五脏，故不曰支饮，而曰水在肺也。病涉呼吸系，或吐涎沫，舌下腺不吸收水液，故渴欲饮水，注家谓吐涎沫多则伤津，误矣。

水在脾，少气，身重。

脾主吸收，旧说则谓脾主运输，水停肌肉之间，吸收机能不足，故称水在脾；少气与短气不同，是体力疲倦；身重，是水气凝滞，与《五脏风寒》篇身重而运，肾著症腰重而带五千钱，治同一理。

水在肝，胁下支满，嚏而痛。

胁下支结而胀满，是悬饮病，嚏则牵引作痛，以胁下为肝病部位，故曰水在肝。

水在肾，（心）【脐】下悸。

心下是胃之部位，与肾无涉，当是脐下之误。下焦积水，肾脏无法排泄，故脐下悸动，大论脐下悸，欲作奔豚，可证也。

夫心下有留饮，其人背寒冷，如掌大。

留饮，是泛言水饮停留，非四饮之外，别有留饮也。心下指胃部，水停于胃，其背部当胃之处，每作寒冷，如掌大，言寒冷之部位约大如手掌也。

留饮者，胁下痛引缺盆，咳嗽则辄（已）【剧】。

此节胁下痛，亦是肋膜积水，缺盆是穴名，在锁骨附近。辄已，各家均解已甚，意则是矣，然仅一"已"字，决不能解作"甚"，今径改为"剧"，似较明显，辄剧，是胁下疼痛加剧，非指缺盆痛也，上文咳唾引痛，与此同理。

按：上节言留饮在心下，本节言留饮在胁下，下节言留饮在关节，可知诸饮皆可称留饮，并非另有留饮一症也。

胸中有留饮，其人短气而渴，四肢历节痛，脉沉者，有留饮。

此节当分两段，胸中有留饮是一症，四肢历节痛，又是一症，注家一气误下，殊误。胸中留饮病，安得变为四肢历节病耶，胸中病属上焦，胸中有留饮，即支饮也；短气，是水饮常有之症；口渴，即上文水在肺，唾涎沫，欲饮水之症；历节，即关节，四肢历节痛，是湿流关节之故；脉沉，是停水象征。上段之留饮，是水停上焦之胸中；下段之留饮，是水停四肢之关节。

膈上病痰，喘满咳吐，发则寒热，背痛腰痛，目泣自出，其人振振身瞤剧，必有伏饮。

痰者，饮也，膈上病痰，言膈上有饮病也，饮在膈上当是支饮，本节不言支饮，而言伏饮者，言水饮藏伏，久而爆发也。伏饮与留饮同义，留饮即积水，伏饮则对爆发而言，皆泛指一切水饮也。喘满咳吐，皆支饮必有之症；水饮久伏而爆发，每如伤寒初起，寒热交作，腰背疼痛，盖即《大论》桂枝去桂加茯苓白术汤之症也；目泪自出乃水饮上泛；振振瞤剧，乃水<痰>二者，皆骤感外寒，触动内饮而发，故曰必有伏饮。

夫病人饮水多，必暴喘满，凡食少饮多，水停心下，甚者则悸，微者短气，脉双弦者寒也，皆大下后里虚，脉偏弦者饮也。

微者短气，约二为一者，改<盖>注重水停心下。

胃病之人，消化力不足，故食少；吸收力不足，故饮多。如此食少饮多之现状，久之则水停不化，或胸下悸动，或呼吸短气也。"饮水多""暴喘满"两句，是陪笔，言虽非胃病，而饮水过多，必暴发喘满，即文论饮水多必喘，以水灌之亦喘之症也。暴喘之病轻，其水尚未结聚，胃机能尚未衰弱；食少之症重，胃已衰弱，水已结聚。一属临时，一属慢性。"病人"二字，皆临时、慢性两症而言。"脉双弦"以下为又一段，注重偏弦。"脉双弦"一句，是陪笔，双弦为寒，所谓弦则为减，减则为寒也，此里虚之病，非饮病也；偏弦，则局部积水，为饮病，非里虚也。

肺饮不弦，但告喘短气。

肺饮，是呼吸系有积水，故曰病在肺，与支饮病在消化系，分支上犯者不同，《金匮》之意，以为水在胃，则脉弦，水在肺，则脉不弦，但喘逆短气而已。

支饮亦喘，而不能卧，加短气，其脉平也。

支饮与肺饮，皆病在上焦，故肺饮不弦，支饮亦不弦，肺饮喘逆短气，支饮亦喘逆短气，病因不同，而病状则一也。脉平，即不弦之义，非和平也。

病痰饮者，当以温药和之。

痰饮，即泛指水饮，除支饮悬饮温饮外，皆可概称痰饮。本节之意，则有以痰饮概括一切水饮，凡水饮病，多宜温化，故曰当以温药和之，肾气丸、真武汤、苓桂术甘汤，皆温药之类也。

心下有痰饮，胸胁支满目眩，苓桂术甘汤主之。

心下即胃部，胃有积水，故胸胁为支结而胀满；胃水上逆，故头目为之晕眩，原文虽未言头，而病理可想而知也。苓桂术甘汤，桂苓降逆而渗利，术甘健脾以吸收，故主之，方见《伤寒论》。

夫短气有微饮，当从小便去之，苓桂术甘汤主之，肾气丸亦主之。

微饮魏本作"留饮"，义较明显；短气，一切水饮病多有之；原文"当从小便去"，则积水多在胃以下可知矣，否则，上焦留饮，法当发汗，不得专利小便也。两方皆利小便之剂，消化系不能排水者，多宜苓桂术甘汤；肾脏不能排水者，多宜肾气丸。

病者脉伏，其人欲自利，利反快，虽利，心下续坚满，此为留饮，欲去故也，甘遂半夏汤主之。

脉伏，即沉脉，饮病也；下利本苦痛之事，今自利而反快然，无所苦，则以留饮得排泄而去故也；然水已结聚，非一利所能除，故虽利而胸下仍继续坚硬而痞满。法当甘遂半夏汤，遂以破水结，半以降水逆，用芍甘者，腹部必有挛急疼痛也。今人以甘遂反甘草，此方遂不敢问津，二十四年之夏，应常州法西会馆南姓之诊，连用本方三剂，病愈，毫无苦痛。相反相畏之说，殆不足据。

甘遂半夏汤方

大甘遂三枚　　**半夏**十二枚　　**芍药**五枚　　**甘草**一枚如指大，炙

四味，水一升，先煮半夏，取半升去滓，再以水二升，内诸药，煮取半升，去滓，用蜜半升，和药汁煎取八合，顿服之。

脉浮【细】而（细滑）【紧】，伤饮。

浮细而滑，与软脉不符，以临床经验言之，凡外感寒邪，兼上焦有饮者，其脉多浮细而紧，浮主表，紧主寒，浮细紧同见，为表寒兼有水饮，上文肺饮支饮不弦即此节之脉也。

脉弦数，有寒饮，冬夏难治。

寒饮即积水，水病多宜温，上文有当以温药之例，故称寒饮。弦主寒，数主热，弦数互见则为寒为<热>错杂，冬则寒重而无法治热，夏则热重而无法治寒，故曰难治。

重庆段牌坊，某药行内，一老翁，患咳逆上气，四肢冷，形体瘦，多涎沫，晨起尤剧，病历数年，脉弦甚，强急如铁杆，上达鱼际下达大泽，而又洪大且数，每分钟百二十至，据云湨病后，脉象即如是，往诊五六次，均不差，最后因兼发感冒，有寒热口渴，进小青龙加石膏一剂，嗣孙遂不再邀诊，疑已作古，今者遇于茶馆，询其经过，谓前药有奇效，病发即服原方，现已痊

愈，三四月不发矣，异哉此病，志之以皆参证。

按：本节脉弦数，曰难治，下文复有久咳数盛，实大数者死之明文，今老翁之病，不但不死，亦不难治，脉法之不可倚，大率如此。

脉沉而弦者，悬饮内痛，病悬饮者，十枣汤主之。

此节是湿性肋膜炎，膜内积水过多，中医谓之饮囊。沉脉主水，弦脉主痛；悬者，谓如囊之悬于胁下也；内痛，即胁内引痛，咳唾呼吸则牵动肺膜与肋膜，发生摩擦，故作痛。十枣汤能攻破水结，使向下排泄，故为本症之主剂，芫、遂、戟皆猛毒之品，有伤正气，故君以大枣，使驱毒而不害正，方见《伤寒论》。

病溢饮者，当发其汗，大青龙汤主之，小青龙汤亦主之。

溢饮，谓水饮溢于皮肤者，注家因前文有"归于四肢"之句，以为浮肿专在四肢，又以大小青龙皆主发汗，以为兼有伤寒表症，殊误。仲景治例，水肿病偏于上焦者，皆可汗，故溢饮兼有上焦症者，皆可用青龙挟内热，为大青龙症；但有内饮为小青龙症；咳喘而肿则两症皆有之。

膈间支饮，其人喘满，心下痞坚，面色黧黑，其脉沉紧，得之数十日，医吐下之，不愈，木防己汤主之。虚者即愈，实者，三日复发，复与不愈者，宜木防己汤主之，去石膏加茯苓芒硝汤主之。

病属支饮，则咳逆倚息不得卧形肿诸症，必兼见矣，位在膈间，则与上述胸下积水之消化系病，必不同矣。膈间支饮，当是胸水病，水在膜中，已成慢性，故得之数十日而不愈，且血色素缺乏，而面目黧黑。主以木防己汤，防己利水以治肿病，石膏消炎以治痞满，桂枝宣阳以治冲满，如入人参，则补偿吐下后之损失也；若愈而复发，则水毒根基已固，负隅势成，石膏可以治痞满之炎症，不足颠覆其巢穴，故易以软件破结之芒硝，并加茯苓以助防己之渗利。医者苟然于两方之作用，加减而扩大之，则前方可治肺胀诸症，后方可治水肿诸症，无不迎刃有解也。

木防己汤方

木防己三两　　**桂枝**二两　　**石膏**十二枚，鸡子大　　**人参**四两

木防己去石膏加茯苓芒硝汤方

茯苓四两　　**芒硝**三合

各味，水六升，煮取二升，去滓，内芒硝再微煎，分温再服。

按：黄君竹斋，闻诸华亭君，谓木防己，是"术防己"之误，惊为学有独得，证以防己茯苓汤防己地黄汤各方，皆称防己不加"木"字。杨君之说，不为无据，但《太平御览》载《吴氏本草》作"木防己"，吴氏名普，出华佗门下，与仲景同时，则木防己之名似无错误。杨

君云云，得之坊间翻刻，殆难尽信也。

心下有支饮，其人苦眩，泽泻汤主之。

饮在胃而上犯脑系，故头冒而目眩。主以泽泻汤，术以吸水，泻以利水，上病下取之法也。

泽泻汤方

泽泻五两　　白术二两

二味，以水二升，煮取一升，分温再服。

支饮胸满者，厚朴大黄汤主之。

各家均谓胸满，当作腹满，《金鉴》亦同，此殆因方测症，以为可下之病，皆在腹，不在胸也。然腹满，则不得称支饮，亦称痰饮，上文水入肠间，谓之痰饮，可按也。支饮之症，大半水停胃部，上犯胸肺，本节亦胃有积水，分支上犯，而成胸满。既无喘咳眩冒，故但治其胃，枳实散结，厚朴消满，大黄荡实治胃，即所以治胸也。

厚朴大黄汤即厚朴三物汤，方见前篇

支饮不得息，葶苈大枣泻肺汤主之。

病在呼吸系，故称支饮。不得息，含有短气不足以息，与咳逆倚息不得卧之意义<同>，其原因是炎性分泌物，与痰饮涎沫，壅塞气管。泻肺汤，降肺以平肺气，故主之，方见前篇。

呕家本渴，渴者为欲解，今反不渴，心下有支饮故也，小半夏汤主之。

普通患呕病曰呕家，呕则胃之津液受伤，故口渴，渴则胃中精津已除，故病解。今呕而不渴，则为胃有停饮，水饮上犯，故作呕；水在胃中，故不渴。小半夏和胃逐水，故主之。

小半夏汤方

半夏一升　生姜半升

二味，水七升，煮取一升半，分温再服。

腹满，口干舌燥，此膈间有水气，己椒苈黄丸主之。

此节即痰饮病之正症正方也。腹满当是腹水病，头面四肢，或见水肿，但以为主耳，其症当有首节水走肠间，辘辘有声，故称为肠间有水气；口干舌燥，或因肠胃有炎症，或因腭下腺舌下腺不起吸收作用。法当驱逐里水，防己、椒目、葶苈皆逐水之品，硝黄则导之，使从下达也，

五苓散症，以利小便为去积水，兼治消渴；己椒苈黄症，亦以去积水，兼治干燥，其病灶不同，其病理则一也。

己椒苈黄丸方

防己　椒目　葶苈　大黄各一两

右（上）味，末之，蜜丸如梧子大，先食饮服一丸，日三服，不知，稍增；渴者，加芒硝半两。

卒呕吐，心下痞，膈间有饮，眩悸者，小半夏加茯

苓汤主之。

此节即上文小半夏症。水停胸下之胃部，胃之上为膈，因胃部扩大，碍及胸膈，故曰膈间有水，与上文木防己汤之膈间支饮不同；吐眩，是胃水上逆；痞悸，是胃结聚。小半夏和胃降水，加茯苓所以止悸利尿也。

小半夏加茯苓汤方 即小半夏汤加茯苓四两

三味，水七升，煮取一升五合，分温再服。

假令瘦人脐下（有）悸，吐涎沫而癫眩，此【有】水也，五苓散主之。

此水停膀胱也。水分奔集于下焦，故肌瘦；膀胱位于少腹，故脐下悸动；水毒上逆，故吐涎沫而癫眩，癫者头也，癫眩即头眩；下焦为肾之领域，肾脏分泌失常，因而引起膀胱积水，故曰此有水也。五苓散渗利下焦，助肾排泄，是以主之。

按：此症若并发水肿者，则为慢性肾脏炎，其症必先见眼下浮肿，如卧蚕状，如是者，五苓散又不中与，当以肾气丸治之。

附方 《外台》茯苓饮，治心胸中有停痰宿水，自吐出水后，心胸间虚，气满不能食，消饮气，令能食。

心胸中，即胸腹之间，胃部所在也。停痰宿水，即胃有积饮也，自吐出水液，犹言每呕吐水饮之后也，胸下虚，为机能衰弱也，气满不能食，痞满不思食也，法当消渴强胃兼去余水，故曰消饮气，令能食，饮即余水，气即痞满，令能食，即强胃也，茯苓饮有参苓术以强胃消饮，有枳橘姜以行气散漫，故主之。

按：本方消补兼施，虚实错杂者用之最妥，方如后。

茯苓　人参　白术各三两　**枳实**二两　**橘皮**二两半　**生姜**四两

六味水六升，煮取一升八合，分温三服，如人行八九里，付一次。

咳家，其脉眩，为有水，十枣汤主之。

咳家其脉弦者必有水饮，宜急去其饮，以免酿成水肿，十枣汤为逐水之猛剂，故主之。

按：本节亦支饮之一，当有二便难，上气喘，或浮肿各症。

夫有支饮家，咳烦，胸中痛者，不卒死，至一百日或一岁，宜十枣汤主之。

《伤寒论》十枣汤症曰"心下痞硬满，引胁下痛，干呕短气"，当为湿性肋膜炎，今曰支饮家者，以病在上焦也，肋膜炎症，兼有咳逆者，可称支饮；但胁下痛者，则称弦<悬>饮，病症发生，每复杂而不单纯，故中医病名亦无法确定。"烦"解作"频"，咳烦即咳嗽频频也；咳烦胸中痛，即咳唾引痛也。此症若影响肺部，肺循环障碍，可以猝死；若不猝死而成慢性，则往往可延至百日或一年。十枣汤主之，是反棹文法，言咳烦胸痛，可用十枣汤也，然慢性病亦舍此别无治法。

京市同道戴洛卿，数年前曾介绍治一老妇，患咳喘，胸胁痛，诸医以其年迈，多进补剂，久而加剧，当进十枣汤二剂，痊愈。

久咳数岁，其脉弱者可治，实大数者死。其脉虚者，必苦冒，其人本有支饮在胸中故也，治属饮家。

病咳至数岁之久，其虚可知。病虚则脉当弱，谓之脉与病相应；若病虚脉实，则病与脉相反矣。病虚脉虚，为邪正两虚；病实脉实，为邪正两实。两虚不死，两实亦不死，独病虚脉实为邪实正虚，补正则增邪，攻邪则伤正，故主死。

病虚脉实者死，固矣；病虚脉虚者，治之奈何？曰：有支饮者，其人每苦眩冒，治当治饮，故曰治属<饮>家。

咳逆倚息不得卧，小青龙汤主之。

由本节起，至篇末小半夏加茯苓汤症止，皆治支饮病之治例，病则错杂变化，方则加减无穷，俨然支饮病之小小医案，文亦波澜起伏，一贯到底，《金匮》中最有价值之作也。但各节方症，新旧注家，多不得其解，随文附会，动生凿枘。兹特不惮辞费，详为释之，俾绝世妙文，得以人人共喻，宁非快事？

咳逆倚息不得卧，小青龙汤主之。（原书此条重复，为存原貌，照录之。——编者）

咳逆，是咳嗽喘逆；倚息，即伏几而息，能坐不能卧也。依法应服葶苈大枣诸剂，今主以小青龙者，则内饮兼有外寒，原文略而不言耳，咳喘是支饮之主症，外寒是引起支饮之诱因。

青龙汤下已，多唾，口燥，寸脉微，手足厥逆，气从小腹上冲胸咽，手足痹，其面翕热，如醉状，因复下流阴股，小便难，时复冒者，与茯苓桂枝五味甘草汤，治其气冲。

病人素日心脏弱，贫血，同时，胃复有热，服小青龙之后表邪难解，而胃热随阳药以上冲，故多浊唾，口燥渴，面热如醉；心虚贫血之症，复日发汗而益头<虚>，故阴阳脉沉微，四肢厥逆而脉虚。此与大论误服阳旦，服桂枝发汗便厥逆，咽中干者，殆同一病理变化也。

病人素有伏饮，服小青龙后外寒解而内饮不去，转因发汗而引起水逆，故气上冲胸，小便难，时复冒。此与大论发汗后，心下逆满，气上冲胸，起则头眩，及气从少腹上冲胸，欲作奔豚者，殆同一病理变化也。

上述之症，用强心剂，则增其胃热，用清胃剂，则伤其虚阳，故暂时下治，专治其水逆之主症，故曰治其气冲，桂苓五味甘草汤主之。

按：厥逆而痹，是心弱贫血，故下文有其人遂痹，其人血虚，禁用麻黄之例；面热，是胃热，故下文有胃热上冲加大黄之例；唾，是渴唾，即稠痰；燥，是燥渴，下文"更复渴"与"渴反止"之症，即根据于此；下流阴股，注家多依文顺解，谓胃热上逆，又复下流，殊误。胃热上逆，从面热如醉看出；下流阴股，如何测验，当是病人有小便难一症，《金匮》遂以为热复下流，其实小便难，并非胃热下流，乃水饮上逆之结果而已，又本节主症，除气冲外，尚有咳嗽，下文冲气即低而反更咳胸满之症可证也。桂苓味甘，与桂苓术甘，用意相同，但彼则专主降冲行水，此则并主咳嗽，故用白术<改>用五味也。

桂苓五味甘草汤方

茯苓 四两　桂枝 四两，去皮　　五味子 半升　甘草 三两，炙

四味，水八升，煮取三升去滓，分温三服。

冲气即低而反更咳胸满者，用桂苓五味甘草汤，去桂加干姜细辛，以治其咳满。

服桂苓五味甘草汤后，冲气已低，而咳满反加剧，故专治咳满，除去降冲之桂枝，加入姜细味以治咳，原方已用五味，故但加姜辛，不去茯苓，所以治满也。

苓甘五味姜辛汤方

茯苓 四两　甘草 三两，炙　五味子 半升　干姜 三两细辛 三两

五味，水八升，煮取三升去滓，温服半升，日

三服。

咳满即止，而更复渴，冲气复发者，以细辛干姜为热药也，服之当遂渴，而渴反止者，有支饮也，支饮者，法当冒，冒者必呕，呕者复内半夏以去其水。

服苓甘五味姜辛汤后，设咳满已止，而原有之燥渴更发，已低之冲气复作，则是前方加入姜辛，药性辛热，故复渴，前方除已桂枝，冲气低而未平，故更发也。如是之症，似当用桂苓五味甘草汤矣，故服苓甘五味姜辛汤原得之病渴反止，则为支饮无疑，药已对症病当愈矣，然支饮上犯，往往作眩冒，上文所谓时复冒者是也，眩冒者又往往兼发呕逆，故支饮病咳满不渴，而兼发眩冒呕逆者，当于苓甘五味姜辛汤之内，加入半夏，以和胃平呕止冒，名曰苓甘五味姜辛半夏汤。

苓甘五味姜辛半夏汤，是按上节治其咳满而来，并非用于咳满已止之后。其意盖谓冲气已低，咳满加剧者，当用苓甘五味姜辛汤以治咳满，若咳满而口不渴，兼发呕冒者，当用苓甘五味姜辛半夏汤也，各家皆就本节"咳满即止"一句，联贯读下，以为咳满已止，但有不渴而呕冒之支饮症，即用苓甘五味姜辛半夏汤，则大误矣。咳满已止，尚何需苓姜细味耶？

苓甘五味姜辛半夏汤方 即桂苓五味甘草汤去桂加姜辛半夏汤方

茯苓 四两 **甘草** 三两，炙 **五味子** 半升 **干姜** **细辛**

各三两　**半夏**半升

六味，水八升，煮取三升，去滓，温服半升，日三服。

水去呕止，其人形肿者，加杏仁主之，其证应内麻黄，以其人遂痹，故不内之，若逆而内之者必厥，所以然者，以其人血虚，麻黄发其阳故也。

上节加半夏以治呕，今水去呕止，自不应再用半夏，各家于此点多未注意，水去非支饮已去，不过呕逆之水已去耳。形肿，即上文咳逆倚息不得卧其形如肿谓之支饮之症，支饮浮肿，本应为麻黄，但病人心虚血少，服小青龙后因发汗阳虚，已见手足痹，自不宜再以麻黄散发其阳气，但宜于前方苓甘五味姜辛汤之中，加入杏仁主之，各家均作苓甘五味姜辛半夏汤加杏仁，则与水去呕止之症不合矣。

本节之症，是服苓甘五味姜辛半夏之后呕已止，而主饮之主症咳满未平，复发形肿，故当用苓甘五味姜辛汤加杏仁，不当苓甘五味姜辛半夏汤加杏仁也。

苓甘五味姜辛半夏杏仁汤方即前方苓甘五味姜辛半夏汤加杏仁半升，去皮尖，用水三斗煮取二升，服法同上。

按：本方未去半夏，适用于支饮病，咳满不渴而呕，及形肿者，若呕已止，则当<去>半夏。

面热如醉，此为胃热上冲熏其面，加大黄以利之。

本节语气，仍接苓甘五味姜辛汤之症，盖咳满不渴，为苓甘五味姜辛汤之的剂，兼呕者，则加半夏；兼形肿者，则加杏仁；兼面热如醉者，则加大黄也。原方总称苓甘五味姜辛半杏大黄汤，未去半杏者，示人以楷，一症即增一药也，药随证而减，亦可随症而增，若不问病症，概用原方，则失之千里矣。

按：自青龙汤下已起，其症皆为冲气咳嗽之支饮，其方桂苓五味甘草汤加减，冲气既平之后，则以咳满为主症，其方皆苓甘五味姜辛汤为主，赠一症即增一药。

苓甘五味姜辛半夏杏仁大黄汤方 即苓甘五味姜辛半夏杏仁汤加大黄三两，水一斗，煮法服法同前。

先渴后呕，为水停心下，此属饮家，小半夏加茯苓汤主之。

前文言呕家本渴，渴者为欲解，若反不渴，则为心下有支饮，用小半夏汤；本节则言先渴后呕，亦为饮家，用小半夏加茯苓汤。先渴者水毒结聚，吸收失职也；渴则思饮，饮多则积水与新水相冲突，故呕，是为先渴后呕。不必治其渴，但当治其饮，小半夏和胃降逆，加茯苓则导之下渗，方见前。

消渴小便不利淋病脉证并治第十三

消渴，在仲景书中，多指口渴消水而言，故厥阴病

称消渴，阳明病亦称消渴，水逆症，有水气症、白虎加
人参汤症、五苓猪苓症、饮一溺一之肾气丸症，均无一
不称消渴，其范围殆包括伤寒杂病、虚病、实病、虚实
错杂病而兼有之。就中最难治者，为糖尿病，今人谓之
下消，因血液中之糖分分泌过多，肾脏无法截留，续续
下渗，同时体工起冲洗作用，故小便频数，小便则口
渴，口渴则需饮，迟之既久，糖分缺乏，荣养不足，由
是体工起代偿救济，欲多取食物，其人遂善饥能食，究
之食物之补偿，终不敌其小便之消耗，虽能食而羸瘦如
故，中医谓之肾关不固，脾液下泄，尚属合理。小便不
利一症，是泌尿困难，病之结癥，多在肾之领域，膀
胱、输尿管皆包括在内，其症亦有寒有热，有虚有实。
淋病一症，西医多认为淋菌侵入，下部不洁之传染病，
分为急性、慢性，事实上不由于传染者亦往往有之，中
医则称为五淋，与西医不同，治法亦不一致。以上消
渴、小便不利、淋病三者，皆涉及小便异常，故同列
一篇。

厥阴之为病，消渴，气上冲心，心中疼热，饥而不
欲食，食即吐蛔，下之<利>不肯止。

此节是伤寒厥阴病，上热下寒、寒热错杂之症，非
专论消渴之文，《金匮》因文有"消渴"二字，故推类列
入，解释<见>《伤寒改正》。

寸口脉浮而迟，浮即为虚，迟则为劳，虚则卫气不

133

足，劳则荣气竭。

此节是论虚劳病之脉，不知何时列入本篇，当归还虚劳篇中。浮主阳主表，故为卫气不足；迟主阴主里，故为荣气竭。

趺阳浮而数，浮即为气，数即消谷而大热，气盛则溲数，溲数即坚，坚数相搏，即为消渴。

此节即中焦病也，病在肠胃，故诊趺阳。浮数两脉，不能单独诊断，必浮数兼见，方为肠胃热实，原文浮主气盛，数主消谷，殊有语病。坚数相搏，指大便坚小便数而言，非指脉象也。《金匮》之意以为浮脉主气盛，气为水，故气盛，即小便数；数脉热实，热能化谷，故脉数即消谷善饥。大坚或作大便坚，理虽可通，而词意终不顺，姑改为大热，尚与脉法相合。肠胃既大热，小便又频数，大便势必鞭硬，故曰溲数则坚，小便数而大便坚，相持日久，必口渴而需水，故曰坚数相搏即为消渴。麻仁丸主之，调胃承气汤亦主之。

方书有上中下三消之名，其实三消均有连带干系，不能显然划分。兹为便利诊断起见，拟以口渴饮水，大便不坚者，为上消；口渴饮水，大便鞭硬者，为中消；口渴饮水，素盛今瘦，小便甜而频，有沉淀者，为下消。上消以生津为主，白虎加人参主之；中消以荡实为主，调味承气主之；下消以强肾为主，八味肾气主之。又麦门冬汤、竹叶石膏汤，亦可适用于上消；麻仁丸、大小承气亦可适用于中消；栝蒌瞿麦丸、天雄散亦可适用于下消，方剂甚多，在医者能一隅三反耳。

男子消渴，小便反多，以饮一斗，小便亦一斗，肾气丸主之。

此节是下消病，必以溺甜而有糖质为主，否则与尿萌<崩>病无别矣。言男子，不言妇人者，事实上糖尿病多男子得之，英国皇家医院报告，十年以内，无妇女患糖尿病者，其明证也。反多解作独多，下消病小便本多，不应言反；饮一溺一，不过形容小便之频数，事实上有饮一溺二者，有不饮亦溺者；初病之溺多，当是冲洗糖分之故，若久病溺多，则为机能衰弱，如膀胱括约肌麻痹之类，中医则概称为胃气虚。

脉浮，小便不利，微热消渴者，宜利小便发汗，五苓散主之。

本节症治是伤寒病下焦积水之症，因原文有"消渴"二字，故一律列入本篇。杂病之消渴，宁有发汗之理，即利小便亦属例外治法，不可为训。

渴欲饮水，水入则吐者，名曰水逆，五苓散主之。

本节原文，亦出《伤寒论》，是水逆病非单纯消渴病也。《金匮》消渴一名，至为空泛，不问寒热虚实，不问主症兼症，但有口渴一点相同者，悉列入消渴范围，消渴如此，故中医之病名，殊无法确定也。

按：糖尿病，间有可用五苓散者，因静脉管之糖分，积之过多，五苓散能<增>肾排泄，使有余之糖质得以派<排>出，于身体无所损，而病已告痊矣。

渴欲饮水不止者，文蛤散主之。

文蛤之作用，在利水止渴，渴欲饮水不止，是一方口渴，一方仍有停水，文蛤能兼治之。

仲景用文蛤有三症：一为渴饮不止；二兼有微风头痛；三为冷水灌漠，意欲饮水，反不渴。第一症与第三症，显然不同，《伤寒改正》作为文蛤汤，非文蛤散，似较合理。

文蛤散方

文蛤五两

右（上）一味，杵为末为散，沸汤五合，和服方寸匕。

淋之为病，小便如粟状，少腹弦急，痛引脐中。

此节是统论淋病，少腹弦急，痛引脐中，乃淋病常有之现状，小便如粟，注家多以为石淋，实则普通淋病亦间有之，编者常患此病，初起小便数而少，旋即尿中夹粟状甚多，打黄色素针，及服利尿剂而愈。

中医有五淋之名，即膏淋、气淋、石淋、劳淋、血淋是也。膏淋乃普通淋病；气淋以胀满为主；石淋状如沙石；劳淋即慢性淋，劳动即发；血淋下血而痛。

《金匮》无治淋专方，编者仿黄色素原理，用栀子柏皮汤加利尿剂颇效。劳淋宜小建中；血淋宜猪苓汤；

气淋用五苓散加川楝子木香；石淋用五淋散加鱼脑石，此皆治之有效者也。但膀胱结石之剧者，往往非药力可愈，宜施用开刀手术；又膏淋久而不愈，可用肾气丸。

跌阳脉数，胃中有热，即消谷引食，大便必坚，小便必数。

此即与上文坚数相搏症相同，皆是中消病，宜承气汤下之者也。原文脉数为胃热，可知前节数则消谷而大坚，是消谷而大热之误，无疑。

淋家不可发汗，发汗则必便血。

本节原文出《伤寒论》，因论淋病，故连类及之，释见《伤寒改正》。

小便不利，有水气，其人苦渴，栝蒌瞿麦丸主之。

小便不利而有水气，则下焦当有肿满，病属肾脏衰弱，无法排水，谓为小便不利病可，谓为消渴病亦可，谓为慢性淋病水肿病，均无不可。主以栝蒌瞿麦丸者，花粉、淮山生津止渴，附子强肾化水，茯苓、瞿麦利尿消肿也。

栝蒌瞿麦丸方

栝蒌根二两　茯苓　薯蓣各三两　附子一枚，炮　瞿麦一两

五味末之，蜜丸梧子大，饮服三丸，日三服，不知，增至七八丸，令小便利，腹中温为度。

小便不利，蒲灰散主之，滑石白鱼散、茯苓戎盐汤

并主之。

三方皆主利尿，究竟三方之症候，有无区别，古人既无规定，今人由无验案，殊难决定，姑就编者尝试所得，略述于后，籍供同人之参证。

蒲灰散一方，平日常用之，但多用蒲黄末，鲜用蒲席灰者，淋病疼痛者有血，玉茎肿者最效，少腹满痛，小便不利亦用之有效，二十二年之夏，首都国府路又一村湘籍中委全君之亲属季某，患小便不利而痛，用原方，竟无效，改蒲黄为败蒲席，亦无效，大便亦不通，为进滑石白鱼散，因方有乱发，可润肠通便也，服二次，便畅通，小便亦利，翌日，大便如常，小便又不行，但已不痛，而四肢骨节酸痛异常，有次日，大便反溏泄，日夜十余行，骨节痛，小便不利如故，试进茯苓戎盐汤一剂，酸痛减差，二剂溏泄减止，有少许小便，连服五六剂，诸恙悉除，据此则蒲灰散，可用血淋及少腹满痛之小便不利；滑石白鱼散可用于大便困难之小便不利；茯苓戎盐汤可用于骨节痛便溏泄之小便不利；白鱼即衣服书籍中之蠹鱼，戎盐即食盐，各药用量则时有加减，未能悉忆。

蒲灰散方

蒲灰七分　滑石三分

各味，杵为散，饮服方寸匕，日三服。

茯苓戎盐汤方

茯苓半斤　　戎盐弹丸大一枚　　白术二两

右（上）三味，先将茯苓白术煎成，入戎盐再煎，分温三服。

渴欲饮水，口舌干燥者，白虎加人参汤主之。

此一消渴方之一，既无下消之饮一溺一，又无中消之大便坚硬，但以生津止渴为止，当是上消病，释见《伤寒改正》。

脉浮发热，渴欲饮水，小便不利者，猪苓汤主之。

本节方症，出《伤寒论》，且与五苓散主治相同，原方治效甚广，消渴可用之，小便不利可用之，淋病亦可用之。

水气病脉证并治第十四

本节专论水肿病。标题曰水气者，病名之体例应尔也。中医任何病名，必于一种物质名词之下，加一气字，以示物质之力量，用如营气、卫气、肝气、肾气、湿气、风气等等，此中医气化学说之所由来也。前篇痰饮咳嗽病，即是水病，本篇水气病，亦是水病，性质相同，唯病变略有分别：痰饮之水多在内，水气之水多在外；四饮除溢饮外，形肿者少，五水则无一不肿；痰饮可下者多，水气可下者仅一症而已。但水气之文词，不如痰饮之纯洁，论病论脉，辄自相矛盾，不可卒读，黄汗一症，谬误尤甚，大约仲景当日，采集各家言论，兼收并蓄，未尝严加整理，益以五胡南北朝五代之纠扰，原书既凌乱不全，注家则随意割裂，遂至以讹传讹，无从窥庐山面目耳。各节注释殊不惬意，阅者谅之。

师曰：病有风水有皮水，有正水有石水，有黄汗。风水其脉自浮，外证骨节疼痛，恶风；皮水其脉亦浮，外证浮肿，按之没指，不恶风，其腹如鼓，不渴，当发其汗；正水其脉沉迟，外证自喘；石水其脉自沉，外证腹满不喘；黄汗其脉沉迟，身发热，胸满，四肢头面肿，久不愈，必致痈脓。

此节总论五水之脉症。大意谓风水兼有表症，故恶风；皮水不兼表症，故不恶风。二者病皆在外，故皆可发汗，脉皆浮也。浮肿即水肿，五水皆以浮肿为主症，按之没指，即宜而不起，肿在四肢者，多没指，痛在腹部者，多随按随起。骨节痛，风水黄汗均有之，但风水亦有不痛而重者。正水，肿在腹部，石水，肿在少腹；正水每并发支饮，故多喘，石水则不喘。二者病皆在里，故脉沉迟。腹大如鼓一句，是正水主症，误列风水范围，宜改正。风皮二水，多有渴，此云皮水不渴，下文风水亦言不渴，不过表示病在外，不在里耳。黄汗，是湿热交蒸，胆色素油汗腺分泌，病理多与黄疸相同，症状则与历节一致，但历节之肿多在关节，黄汗之肿则蔓延于头面四肢；历节胫热而痛，黄汗胫冷而痛；历节肿处流黄水而非汗，黄汗皮肤流黄汗而非水，此其异也。脉沉迟身发热，殊无一定，特表示湿气在里，兼有郁热而已，故下文云黄汗身肿而冷；胸满则普通水毒病多有之，不独黄汗也；久成痈脓，是湿热化脓，五水中唯黄汗独有之。

脉浮而洪，浮则为风，洪则为气，【风气相博（击），】风强则为隐疹，身体为痒，痒为泄风，久为痂癞；气强则为水，难以俯仰。风气相博，身体洪肿，汗出乃愈。恶风则虚，此为风水；不恶风者，小便通利，上焦有寒，其口多涎【此为黄汗】。

"此为黄汗"一句，不合病理，当删。"风气相博"，重叠言之，前一句应删去。浮洪即风水之脉，越婢汤所主之风水症，曰浮脉而数，其理相同。原文大旨，盖谓浮为风，洪为气，风主外，气主水，但病风不病气，则为发皮肤病，牝则为阴，全身痒之泄风，重则为浸淫溃疡之痂癞；但病气不病风，则发为胀满不可俯仰之停水病；若风气为病，则为风气相博，发为身体浮肿之风水病，汗之则风去，而水亦散泄，故病可愈。此为风水，是例裴文法，当在汗出乃愈之下。恶风则虚，与不恶风以下是推论文字，言风水得汗则愈，汗出则不恶风。设汗后而仍恶风，则是汗后畏寒之芍甘附子汤症，虚寒在表，非风水也；设不恶风而小便通利，则是上焦不能制下之甘姜汤症，虚寒在上，亦非风水也。

寸口脉沉滑者，中有水气，面目肿大有热，名曰风水，视其人之目窠上微肿，如蚕新卧起状，颈脉动，时时咳，按其手足上，陷而不起者风水。

肾脏病水肿，先起于头面目窠；心脏病水肿，先起于下部；肝脏病水肿，先起于腹部。此节面目眼下先肿，殆肾脏性水肿也。沉滑与上文之浮洪，首节之脉浮，前后不同，非水病脉多沉；故下文有水病脉出者死之规定，然则浮脉者，非兼有外邪，即病在初起，未可知也，滑与洪同意。有热即发热，而非大热，风水越婢症有此明文。目窠上微肿为新卧起，出内经，但经文称目窠，义自一致，"蚕"字经文无之，当是后人见下文有"目下有卧蚕"之句，疑此处缺"蚕"字，故窃入耳。颈脉动，是望而得，与不病水者其静脉亦动也。脉动时咳，皆水气刺激之故；陷而不起，即四肢按之没指。

太阳病，脉浮而紧，法当骨节疼痛反不痛，身体反重而酸，其人不渴，汗出即愈，此为风水，恶寒者此为极虚，发汗得之；渴而不恶者，此为皮水；身肿而冷，状如周痹，胸中窒，不能食，皮聚痛，暮躁不得眠，此为黄汗；咳而不渴者，此为脾胀，其状如肿，发汗则愈；然诸病此者，渴而下利，水便数者，皆不可发汗。

此节分作数段，"发汗得之"以上为一段，言浮紧之脉，是太阳表病，风水亦在表，病本相似，但太阳病多骨节痛，风水则每不痛而重，且酸不渴，是病在外之表示，恶寒，是汗后恶寒之虚症，故曰发汗得之，即上文恶风则虚也。"渴而不恶寒"二句为一段，言皮水亦病在外，但无表邪故不恶风寒，首节言皮水不渴，此节言渴，未免矛盾，大约风水皮水，本有渴症，欲表示病在外不在内，故又言不渴耳。"身肿而冷"至"痛在骨节"为一段，言黄汗身肿而冷，疼在骨节，状如历节之周痹，而又消化系有炎症，发为胸中窒痛，不能食，躁不得卧也，但首节言黄汗身发热，此处又言身冷，前后不符。"咳而喘"至"发汗则愈"为一段，言咳喘不渴之肺胀病，其形如肿，虽不在本篇五水之范围，而肿在上焦，且肺主皮毛，亦可援风水治法，发汗则愈也。"然诸病"以下为一段，乃总结上述各股之文字，言以上症，虽大率可汗，然津液已竭者，则其人又不可汗，大论以自汗出或发汗小便自利者，为不可攻，此节以口渴下利小便数者为不可汗，要皆津液内竭故而。

里水者，一身面目黄肿，其脉沉，小便不利，故令病水，假令小便自利，此亡津液，故令渴，越婢加术汤主之。

裹水之名，不在五水之内，因方测症，仍为风水皮水之类，《内经》有"里水"字样，或即"裹水"而讹作"里水"耳。身首黄肿，即皮水之浮肿。脉沉是水肿本脉，士<上>文言风水皮水脉浮者，或病在初起，手腕肿状尚未尽显，或兼有外邪；此则一身黄肿，水痛已成，故脉沉矣。小便不利，则水无出路，故令病水。"假令"三句，是推论语气，言小便不利，则为病水，小便自利，则为亡津液，是病消渴，非病水也。越婢加术汤主之，是倒装大法，当在故令病水之下。

跌阳脉当伏，今反紧，本自有寒，疝瘕，腹中痛，医反下之，下之即胸满短气。

扶阳当伏，今反数，本自有热，消谷，小便数，今反不利，此欲作水。

跌阳脉以不伏不浮而平为无病，伏为阴为里，伏而紧，是有积寒在内，故曰本自有寒，"本"解作"素"，"当"字有语病，应是"常"字，"反"解作"复"，今反紧，犹言而复紧，常伏而复紧，则阴寒积之已久，疝瘕腹痛，即积寒病，法当温化，反以苦寒下之，则寒愈凝，而湿愈滞，故胸满气短，水病将成矣；若常伏而后数，则为素有内热，故曰本自有热，热则消谷而溺数，设小便反不数，则水热交滞，亦水病将作之象征也。一为积寒而致水，中医称阴水；一为积热而致水，中医称阳水。

按：仲景书"反"字作"复"水<字>解者，不一而足，熟读《大论》者自知之。本节"反"字、"当"字、"本"字，皆有深义，与普通虚字不同，各家解释多误。

寸口脉浮而迟，浮脉则热，迟脉则潜，热潜相搏，名曰沉；趺阳脉浮而数，浮脉即热，数脉即止，热止相搏，名曰伏；沉伏相搏，名曰水；沉络脉虚，伏则小便难，虚难相搏，水走皮肤即为水矣。

本节论脉，殊难索解，浮迟同见，何得云沉，浮数同见，何得云伏，但细玩文法，又并无错误，想是另一脉家之言，仲景之时，尚有此脉，后已失传，无人能知其理矣。兹就《金匮》原旨，顺文解释于下。

寸口脉浮而迟，浮为热，迟为潜，热潜相搏，久之则变为沉，言热气沉而不出也；趺阳脉浮而数，沉为热，数为止，热止相搏，久之则变为伏，言热气伏止而不行也；寸口主外，扶阳主内，外热沉而出，内热伏而不行，则为沉止相搏，内热与外热交结，则组织中之水液，不能外达而下泄，热<势>必引起蓄水，故曰沉止相搏，名曰水也；络脉主表，外热沉而不出，故络脉虚，小便主里，内热伏而不行故小便难，络脉虚而小便难，则为虚难相搏，由是水停既久泛滥扬溢，迨水走皮肤，而水病乃告成矣。

按：此节论热郁水结，名为热水，亦称阳水。

寸口脉弦，而紧，弦则卫气不行，即恶寒，水不沾流，走于肠间。

（改正：寸口脉弦，而紧，紧则卫气不行，即恶寒，沉则为水，水不沾流，走于肠间）

寸口主阳，弦紧皆寒脉，阳虚而寒凝，则水结而不流，泛溢于肠胃之间，是为寒水，亦称阴水。但原文脱漏颇多，伤寒病篇，尚有紧则不欲食，邪正相搏等句，"水不沾流"之上，应有遗失，无法臆度，始置不释。

少阴脉紧，紧则为痛，沉则为水，小便即难。

（改正：少阴脉弦而沉，弦则为痛，沉则为水，少腹痛，小便即难。）

本节亦论寒水。沉而紧，当是上节之脉，紧主寒，故上节应改作紧则卫气不行，即恶寒，"水不沾流"之上，应有"沉则为水"，其义方全，参观大乌头煎一节之改正即知其理矣。本节之脉当是弦而沉，弦主痛，沉主水，弦沉相搏，水停下焦，其症应有少腹痛，而小便难也。

以上五节文句不顺，错误遗漏，在所不免，故各家多主阙疑。细审原旨，尚有次序，有意义，特不敢遽加改正，致贻枉撰之讥耳。下节曰脉得诸沉，即是总结此五节之文字，趺阳脉当伏，将结论水之将成一，即沉脉也；沉伏相搏一节，论水走皮肤，亦沉脉也；寸口少阴两节，论水走肠间，与水停腹痛，两症皆寒，皆沉脉也；一言以蔽之，即脉得诸沉是也，沉为水，故水肿病，以沉为主脉。水走皮肤，当是风水皮水，风皮二水，皆在外，故其脉先浮而后沉；水走肠间，当是正水；水停腹痛，当是石水；正石二水，皆在内，故其脉不浮而皆沉，一得之见，仍待识者正之。

脉得诸沉，当责有水，身体肿重，水病脉出者死。

此总结上数节之沉脉，故曰诸沉；沉为水肿病之主脉，故曰有水；身体肿重，是论水病之外症；脉出者死，是论水病之坏脉，各家以脉出为洪大疾数，似误，出是透露，略近于浮，与实迥异，《大论》厥逆无脉，脉白通加猪胆汁汤，脉暴出者死，殆与此相同。

夫水病人，目下有卧蚕，面目鲜泽，脉伏，其人消渴，病水，腹大，小便不利，其脉沉绝者，有水可下之。

本节应分两条，"其人消渴"以上为一条，"病人<水>"以下为另一条。前者为风水，目下即眼胞，卧蚕是形容眼下之肿状，鲜泽是皮内积水，与经络脏腑篇"色鲜明者主留饮"同理，脉伏，是先浮后伏；消渴，是口渴，风水皮水，多有渴症，越婢汤所以用石膏也，后者为大腹水肿，西医谓之腹水，亦即《金匮》之正水，小便不利普通水病皆有之，沉绝犹言沉极，可下，是下其水，非必攻下，其实，但阳水自可兼下，总须去水为主耳，譬如桃仁承气汤，本去瘀为主，而未尝不兼攻大便也。

问曰：病下利后，渴欲饮水，小便不利，腹满因肿着，何也？答曰：此法当病水，若小便自利及汗出者自当愈。

下利后津液不足则渴，渴则多饮，饮多而小便不利则水无出路，故腹部胀满，因而引起水肿，脉经因肿，作阴肿，非是，阴肿是肾脏病，此为病后贪饮，积水原因各异，小便利及汗出，则水得排泄，故病可愈，文蛤剂生之。

心水者，其身重而少气，不得卧，烦而躁，其人阴肿。

五脏水病，与上篇阴病分隶五脏，用意相同，古人以五脏概括百病，其理多不可解，本节曰心水，大约古人以心主火，水停与心，则火为水遏，故烦躁不得卧耳，然阴肿一症，则与心水无涉，身重水气，则水毒病当有之症，非必专属心水也。

肝水者，其腹大，不能自转侧，胁下腹痛，时时津液微生，小便续通。

此节与门静脉瘀血肝脏病水肿，适相符合，其病先见于腹部，故腹<大>而痛；腹水已成形，故转侧不能自如；肝位在胁下，故胁下作痛；津液微生两句，颇难索解，岂已肝阳上升，故津液微生，肝性恶郁，故小便续通欤。

肺水者，其身肿，小便难，时时鸭溏。

此节全无肺水肿之症状，岂以肺主皮毛，故身肿；肺为水之上源，故小便难，肺与大肠相表里便鸭溏欤。

脾水者，其腹大，四肢苦重，津液不生，但苦少气小便难。

本节脾水，依中医学说，当是脾不化水。腹大者，脾属中焦也；苦重者，脾主四肢也；不生者，脾不为胃行其津液也；少气者，水停不能化气也；小便难者，脾不能散津归肺，通调水道，下利膀胱也。

肾水者，其腹大，脐肿，腰痛，不得溺，阴下湿如牛鼻上汗，其足逆冷，面反瘦。

腹以下，脐腰、小便、阴囊、两足，皆肾之领域，故古人以腹大脐肿、腰痛不得溺、阴下湿、足逆冷为肾水也，面反瘦者，水聚于下，故上部缺水也，水肿多不瘦，故以瘦为反。

师曰：诸有水者，腰以下肿，当利小便；腰以上肿当发汗，乃愈。

此次利尿发汗，为治肿之两大法门也。腰以下，包括少腹、小便、阴囊、两腿，两胸而言腰以上，包括腹胸、头面、两手而言；又水在外，亦在腰以上观，水在内，亦作腰以下观。发汗之剂，如越婢汤、大小青龙汤、杏子汤之类，利尿之剂为五苓、蒲灰、猪苓之类。

师曰：寸口脉沉而迟，沉则为水，迟则为寒，寒水相搏；趺阳脉伏，水谷不化，脾气衰则鹜溏，胃气衰则身肿；少阳脉卑，少阴脉细。男子则小便不利，妇人则经水不通，经为血，血不利，则为水。

本节脉症各家解释，均属牵强。细玩文法，当分作三段，首段言寸口脉沉迟，是心肺虚，水在上焦；二段言趺阳脉伏，是脾胃虚，水在中焦；三段言少阳脉卑，少阴脉细，是肝肾虚，水在下焦。男妇之异，专在月经，故论下焦水病，必并及妇女月经，先见经停，后见水肿，谓之血分，分者，部分也，肿虽在水，病在血也。"寒水相搏"之下，应有"其人病水"一句，语气方完。少阳是肝脉，少阴是肾脉，中医以心肺主上，脾胃主中，心<肝>肾主下也，卑是沉极之谓。

　　问曰：病者苦水，面目身体四肢皆肿，小便不利，脉之，不言水，反言胸中痛，气上冲胸，状如炙肉，当微咳喘，审如师言，其脉何类？师曰：寸口脉沉而紧，沉为水，紧为寒，沉紧相搏，结在关元，始时尚微，年盛不觉，阳衰之后，荣卫相干，阳损阴盛，结寒微动，肾气上冲，喉咽塞噎，胁下急痛，医以为留饮而大下之，气系不去，其病不除，复重吐之，胃家虚烦，咽燥欲饮水，小便不利，水谷不化，面目手足浮肿，又以葶苈丸下其水，当时如小差，饮食过度，肿复如前，胸胁苦痛，象若奔豚，其水扬溢，则浮咳喘逆，当先攻其卫气，令止，乃治咳，咳止，其喘自瘥，先治新病，病当在后。

　　此设为问答，以说明水结下焦，已非一日，阳虚之后水始上逆。医者初则误下，继则误吐，遂至胃气大虚，肿乃形成，虽下其水，而病稍差，卒因伤食复肿，水势泛滥，有如奔豚，咳嗽喘逆交作，此时积水是本病，冲气咳喘各新病，当先治气冲，再治咳喘，新病既平，后治其积水之本病也。

本节之症，寒结关元，颇似石水，但石水不喘，当是正水，其治疗方法与痰饮咳嗽篇桂苓五味甘草汤各节，可互相参看。

风水，脉浮身重，汗出恶风者，防己黄芪汤主之。腹痛者加芍药。

原文见痉湿暍篇，彼称风湿，此云风水，水即湿，一而二，二而一也。脉浮身重汗出恶风，皆风水之症，当有小便不利，下焦肿病，原文略而未言，参看下文附方防己黄芪汤各症便知。

风水恶风，一身悉肿，脉浮不渴，续自汗出，无大热，越婢汤主之。

此节与上节皆称风水，症状亦大致相同，但防己黄芪汤重渗利，兼和表，越婢汤重发汗，兼清里，医者，可随时斟酌用之，方中用石膏，当有瘀热口渴，今云不渴者，表示病在外也，汗出是体工起排毒作用，与防己黄芪汤之汗出不同，故一宜发汗，一宜和衷也。

越婢汤方

麻黄六两　石膏半斤　生姜三两　甘草二两　大枣十五枚

右（上）各味，水六升，先煮麻黄，去上沫，内各药，煮取三升，分温三服。恶<寒>加附子一枚，炮；

皮水加术四两。

按：上水里水，用越婢加术汤，今本节方注，皮水加术，益之里水是<裹>水之误。

皮水为病，四肢肿，水气在皮肤中，四肢聂聂动者，防己茯苓汤主之。

聂聂即眴眴之意，水毒在皮下肌肉之中，四肢末梢神经受水毒刺激，故聂聂振动。防己茯苓汤，以防己消肿，桂苓降水，黄芪和表，故主之。

按：据临床经验，聂聂动，并不限于四肢，亦有头摇身战者，本方皆可治之。

防己茯苓汤方

防己三两　黄芪三两　桂枝三两　茯苓六两　甘草二两

水六升，煮取二升，分温三服。

里水，越婢加术汤主之，甘草麻黄汤亦主之。

里水是裹水之误，上文已言之，裹水者，形容皮肤浮肿如包裹之状也。风水皮水皆可称裹水，越婢汤发汗，并清内热；加术，则兼有疼痛如麻黄加术汤之治身烦痛是也；甘草麻黄汤，但发汗消肿，不兼清热，而兼平喘，此其别也。

甘草麻黄汤方

甘草二两　麻黄四两

水五升，先煎麻黄，去上沫，内甘草，煮取三升，温服一升，重覆汗出，不汗再服，慎风寒。

水之为病，其脉沉小，属少阴，浮者为风，无水虚胀者为气，水发其汗即已，脉沉者，宜麻黄附子汤，脉浮者宜杏子汤。

此节仍是上节之裏水。水在外，故发其汗即已，但脉有浮沉，症有虚实，故汗法亦各有不同。水在外而脉沉小者为虚，故曰属少阴；水在外而脉但浮不沉者为实，故曰浮者为风。脉沉之汗，宜麻黄附子汤；脉浮之汗，宜杏子汤。"无水虚胀"一句，是陪笔，言水病可汗，无水而气虚胀满者不可汗。

按：麻黄附子汤与麻黄附子细辛汤，大致相同；杏子汤与甘草麻黄汤，大致相同。

麻黄附子汤方

麻黄三两　甘草二两　附子一枚，炮

七升水，先煮麻黄，去上沫，内各药，煮取二升半，温服八分，日三服。

杏子汤方

麻黄三两　杏仁半升　甘草二两

右（上）水七升，先煮麻黄，减二升，去上沫，内诸药煮取三升，温服一升，得汗止服。

按：杏子汤，诸本皆缺，上方依《金鉴》补入。（上方煎服法缺，依《金鉴》补入——编者）

厥而皮水者，蒲灰散主之。

厥是四肢厥冷，皮水病，水停在外，内部之温度，为水所遏阻，不能外达，故厥。法当利水，不必治厥，方见前。

黄汗之病，身体肿，发热汗出而渴，状如风水，汗沾衣，色正黄，如药汁，脉自沉，从何得之？师曰：以汗出入水中浴，水从汗孔入得之，芪芍桂酒汤主之。

上文言黄汗身肿而冷状如周痹，此则言身体肿发热，显然不同，或者黄汗化脓则有发热，故首节有身发热，久不愈，必致痈脓之规定，若不化脓，则不热而冷矣。

黄汗病，与溶血性黄疸，及历节病，皆属湿气，故《金匮》论其病源，曰汗出入水，水入汗孔，三者病湿，故三者皆有肿，但黄汗则汗黄，黄疸则身黄，历节则神经疼痛，此其异耳。发热汗出而肿，故曰风水；发热在里，故渴；体肿，故脉沉迟；汗出沾衣，色黄如药汁，则皆皮肤分泌机能失调之故。治以芪芍桂酒，即桂枝加黄芪汤之变相，桂枝芍药，调和荣卫，为调节分泌机能之专品；黄芪增强汗腺神经，为补正脱毒之专品；苦酒刺激神经，收敛血管，为防腐排脓之专品。合之即为黄汗之特效剂。

黄汗病临床时，颇不多见，编者于脚肿流黄水，及一切湿疮、冻疮各症，均用本方获效，又盗汗自汗亦可用之，狐臭病，用本方加乳没，往往有效。

黄汗之病两胫自冷，假令发汗，此属历节。食已汗出，又身常暮盗汗出者，此为劳气也。若汗出已，反发热者，久久其身必甲错，发热不止者，必生恶疮；若身重汗出已辄轻者，久久必身瞤瞤，即中痛；又从腰以上必汗出，下无汗，腰髋弛痛，如有物在皮中状，剧者不能食，身疼痛，烦躁，小便不利，此为黄汗，桂枝加黄芪汤主之。

本节之症，各家皆不明其段落，解释多误，其实文意极明了，粗心人每草草读过，遂成一片耳。点，"此"字最宜细玩，"此为<属>历节"以上为一段，言胫冷为黄汗，胫热为历节。"此为劳气"以上为一段，言自汗盗汗是虚劳病，非黄汗病。"此为黄汗"以上为一段，就中又分数小段，第一小段，言汗出而热不退，则灼血成瘀，皮肤甲错，甚至发热不止，酿成恶疮，此黄汗热化太过之症也；第二小段，言汗出则湿去，而身重辄轻，久汗又阳虚阴盛，而身瞤动，胸痹痛；第三小段承接第二小段，言阳虚则腰以上出汗，阴盛则腰以下多湿，剧则脾不化湿而不能食，湿气阻滞，而身痛，心烦溺少，以<此>黄汗化湿太过之症也。

芪芍桂酒汤方

黄芪五两　　杭芍三两　　桂枝三两

右（上）三味，以苦酒一升，水七升，相和，煮取三升，温服一升，以苦酒阻，当心烦不己，服至六七日乃愈。

桂枝加黄芪汤方即桂枝汤加黄芪五两

水八升，煮取三升，温服一升，啜粥温覆取微汗。

师曰：寸口脉迟而涩，迟则为寒，涩为血不足，趺阳脉微而迟，微则为气，迟则为寒，寒气不足，则手足逆冷，手足逆冷，则荣卫不利，荣卫不利，则腹满胁鸣相遂，气转膀胱荣卫皆劳，阳气不通，即身冷，阴气不通，即骨痛，阳不通则恶寒，阴不通则痹不仁，阴阳相得，其气乃行，大气一转，其气乃散，实则失气，虚则遗溺，名曰气分。

此节文义，不易解释，仅可姑绎其文意而已。寸口脉迟涩，言血寒而凝；趺阳脉微迟，言气寒而滞；手足厥冷，荣卫不利，是病状经过；腹满胁鸣，气阻膀胱，是寒水交阻；身冷恶寒是阳虚，骨痛不红是阴虚，合之即为上凝气滞，阴阳两虚之症，有以上之脉症，遂引起寒水不化之结果，其病名曰气分，气分病必阴阳相和，然后寒气始通，故曰阴阳相得，其气乃行；寒气得通然后该水始涣，故曰大气一转，其气乃散；失气遗溺，言病之出路，从大便解者为实，从小便解者为虚。治疗方剂，为桂枝去芍药加黄辛附子汤，即桂枝去芍药汤合麻黄附子细辛汤也，桂枝去芍药汤治胸胁积水，麻附细辛汤治少阴积寒。不曰水分而曰气分者，言积寒治水，溯其源也。

气分（心下坚大如盘，边如旋杯，水饮所作），桂枝去芍药加黄辛附子汤主之。

156

本节原文，与小节枳实汤症原文完全相同，当是重出，细品开段"气分"二字，知是承接上节之文字，上节论气分病，而未出方，故于本节补述之尔。

桂枝去芍药加黄辛附子汤方

桂枝三两　　生姜三两　　甘草二两　　大枣十二枚　　麻黄二两　　附子一枚，炮　　细辛二两

七味杵，水七升，煮麻黄，去上沫，内诸药，煮取二升，分温三服，当汗出，如虫行皮中即愈。

心下坚大，如盘，边如旋杯，水饮所作，枳术汤主之。

心下即胸下，坚即痞硬，大如盘，形容其病灶之圆且大也，旋杯，即覆杯，边者外也，外形如覆杯，形容其病灶之高而内空也，病属水结，故曰水饮所作，水在内部，与皮肤浮肿不同，故用枳术汤，枳以消痞散结，术以吸收水分也。

南京程善坊民众小〇校长陈〇〇之母年七十，患胸下痞硬，隆起如鼓，二便不利，已半年，畏汤药，编者用本方，易汤为丸，日服四铸，一周而愈。

枳术汤方

枳实七枚　　白术二两

右（上）二味，水五升，煮取三升，分温三服，腹中软，即当散也。

附方　《外台》防己黄芪汤，治风水，脉浮在表，

其人或头汗出，表无他病，病者但下重，从腰以上为和，腰以下当肿及阴难以屈伸。

此中仲景方，《外台》用以治下焦湿气。表无病，腰以上亦无病，但下肢重，难屈伸，腰以下肿及阴，故用药注重渗利，所谓腰以下肿，当利小便也，因脉浮，或头汗出，故称风水。

黄疸病脉证并治第十五

黄疸者，胆汁流入循环系，内则浸润于各组织，外则染色于全肌表之病也。致病之由，为肝脏或输胆管或十二指肠有炎症，障碍胆汁流入消化系，因而混入血循环。若分泌机能亢进，则黄色素得以渗泄，故利尿为治黄之普通方法。顾已入血管之胆汁，固可由肾脏排出，而炎症不消，胆汁之输送，终不能恢复常轨，则正本清源之道，又不在利尿，而在攻破炎症，《金匮》所以有热在里可下之明文。本病之构成，多小便不利，古人以为有湿；本病之来源，多属十二指肠有炎症，古人以为有热；故黄疸病，方书谓之湿热交蒸云。

寸口脉浮而缓，浮则为风，缓则为痹，痹非中风，四肢苦烦，脾色必黄，瘀血以行。

《大论》曰：脉浮而缓，手足自温者，此为系在太阴，太阴身当发黄，即本节黄病之脉也。浮则为风，言瘀热外宣；缓则为痹，言瘀热内蕴。痹非中风，是后人添注，示人以浮缓之脉，风痹之病，非太阳中风也，似宜加一括弧，以清眉目。四肢苦烦，即手足自温，肠胃有炎症，四肢必烦热，故方书有脾主四肢之说；脾色必黄者，旧说以脾主土，黄为土色也；风热以行者，肠胃瘀热流行身体内外也。

跌阳脉紧而数，数则为热，热则消谷，紧则为寒，食即为满，尺脉浮，为伤肾，跌阳脉紧，为伤脾，风寒相搏，食谷则眩，谷气不清，胃中苦浊，浊气下流，小便不通，阴被其寒，热流膀胱，身体尽黄，名曰谷疸；额上黑，微汗出，手足中热，薄暮即发，膀胱急，小便自利，名曰女劳疸；腹如水状，不治，心中懊恼而热，不能食，时欲吐，名曰酒疸。

此条原分三节，一论谷疸，一论女劳疸，一论酒疸，今和为一节，作为总论诸疸。伤肾伤脾四句有误，或云后人添注，不如径改为跌阳脉数为伤肾，跌阳脉紧为伤脾。缘原文旨意，是言胃强脾弱，数为热，热能消谷，即胃强也；紧为寒，寒则食物消化后之液体，无法吸收，因而胀满，即脾寒也。风寒相搏，当改为寒热相搏，即胃热脾寒相搏也。眩是水毒，胃能消谷，脾不吸水，食谷反增其水，故头眩；谷气不消，是胃有积水；胃中苦浊，是瓦斯积滞发醋；浊气下流，是炎性注；小便不利，是吸收力不足，脾不能散津归肺，通调水道，下利膀胱。合而言之，即消化力强，吸收力弱而已。阴被其寒，言脾主阴，脾寒则阴伤而水不行；热流膀胱，言胃主阳，胃热，则阳盛而热下注。由是寒热交战，湿热相兼，一身尽黄，遂成郁滞性黄疸，病涉伤食，故名谷疸也；额上黑，是肾病，手足潮热，微汗出，少腹里急，小便自利，是阴虚火炽之虚劳病，因性交过度，副肾腺交<发>炎，中医谓之水不济火，故曰女劳疸；腹胀如水状，是副肾腺发炎，灼及胞血而成瘀，因而碍及分泌，有水有虚有瘀，虽状如病水，而实非单纯水病，其病理与血分颇相同，虚劳既不可攻瘀，胀满又不可补虚，故曰不治也。心中懊憹，烦热不安，不能食，时作呕，皆伤酒之症状，故曰酒疸也。本篇论疸病，以发黄为主症，上述女劳疸酒疸皆有发黄在内。

阳明病，脉迟者，食难用饱，饱则发烦头眩，小便必难，此欲作谷疸，虽下之，腹满如故，所以然者，脉迟故也。

谷疸由于伤食，病在消化系有炎症，故亦称阳明病。消化强，则脉数；消化弱，则脉迟。消化力弱，必不能饱食，若强为饱食，则饮食残余之液体积滞，故心烦头眩，而腹满，加以小便不利，则胆汁流入血液中，已无法排出，故欲作谷疸。治疸本以下为正法，然脉迟而消化力弱者，又不可下，下之则腹满如故，言外之旨，即当用温化，医者随宜酌之。

大病酒黄疸，必小便不利，其候心中热，足下热，是其证也。

因酒病而发黄疸，谓之酒疸，其实乃酒精中毒而已。小便不利，为构成黄疸之主因，故《大论》曰，小便自利者，不能发黄。心中热，足下热，是病酒常有之证。

酒黄疸者，或无热，请言了了，腹满，欲吐，鼻燥，其脉沉<浮>者先吐之，沉弦者先下之。

上节言<心>中热，足下热，此节则言心中足下或有不热，是承接上节之文字。请者清也，请言了了，是语言清白不乱也。腹满是热在内，欲吐鼻燥是热在上，其症宜吐亦宜下，但有先后之不同，脉浮者先吐，脉沉弦者先下。

按：千金苦参散一方，治酒疸，吐下并施，用苦参、黄连、瓜蒂、黄柏、大黄各一两，葶苈子二两，共为末饮服方寸匕，不知再服。

酒疸，心中热，欲吐者，吐之愈。

热在胃，故心中热；胃神经起排毒作用，故欲吐。治宜因其势而越之，故曰吐之愈。

酒疸，下之，久久变为黑疸，目青面黑，心中如噉蒜韭状，大便正黑，皮肤爪之不仁，其脉浮弱，虽黑微黄，故知之。

黑疸，是皮肤黯黑，致黑之由，乃败血成瘀，血色素变化。诸疸皆能变黑，此节则专论酒疸变黑。酒疸脉沉弦者可下，今脉而不沉，弱而不弦，自不可下；久久变黑者，渐瘀渐虚，非一朝一夕可致也；面目青黑，便黑，皆瘀血之特征；皮肤不仁，乃瘀血兼虚，知觉神经麻痹；心中如噉蒜韭，是酒病非疸病，更非黑病，与上文心中懊侬，心中热同义；虽黑微黄，言黄疸并非纯黑，黑中隐隐带黄，殆即阴黄是矣。

上文脉迟不可下，下之则腹满如故；本节浮弱不下，下之则久久变黑。然脉迟为寒，腹满宜温，治之至易；脉弱为虚，虚则不可攻，瘀又不可补，治之颇难矣。

师曰：病黄疸，发热烦喘胸满口燥者，以病发时火劫其汗，两热所得；然黄家所得，从湿得之，一身尽发热而黄，肚热，热在里，当下之。

中医以湿热为致黄之因，热指消化器有炎症言，湿指脾不吸收，小便不利言，热当攻下，湿当利尿。本节之病，热是一症，湿是一症，热烦喘满燥是热症，更加火劫，则为两热相得，即两阳两熏灼之溶血性黄疸也；黄家所得两句，是湿症；一身尽黄以下专论热症，撇去湿症。热在肠胃，法当攻下，栀子大黄汤主之，

按：本节注重热症，恐人不知黄疸多湿，又插入黄家从湿得之二句，以示有热有湿也。

脉沉，渴欲饮水，小便不利者，皆发黄。

黄病有宜下者，是消炎法；有宜汗者，是去湿法；有宜吐者，则独用于酒疸，亦是消炎法。脉浮者可汗可吐；脉沉者可下可利，此治黄之大概也。

此节是黄病宜去湿者，脾不吸收，故血液中水分缺乏，而口渴；水液不足，故体工起蓄水救济，而小便不利。症状与五苓散相同，但五苓散症不发黄，而本症多发黄，何也？五苓散症之脾不吸收，是尿酸过多；本症之脾不吸收，是肠管发炎。治法则宜利尿也，茵陈五苓散主之。

腹满，（舌）【而】萎黄，躁不得眠，属黄家。

此节乃虚黄病，腹满是消化机能衰弱，萎黄是贫血，躁不得卧，是神经虚性奋兴，中医称虚火，属黄家，言黄疸与虚黄，虽虚实不同，要皆属于黄病之范围也。

黄疸之病，当以十八为期，治之十日以上瘥，反剧为难治。

旧说四季之末各十八日，为脾土得令，黄病以治脾去湿为主，故预测其病期为十八日。若十日以前，病症渐减者，则十八日当愈；否则十日之内不见减差，反见增剧，则脾土已败，必不能如期而愈，故曰难治。

疸而渴者，其疸难治；疸而不渴者，其疸可治。发于阴部，其人必呕；发于阳部，其人必振寒，而发热也。

渴与不渴，是辨治疸之难易；呕与寒热，是辨疸病之表里。黄而渴者，内热无法外泄也；不渴者，热已外透，内无留毒也。故一难治，一可治。呕为病在内，故曰阴部；寒热为病在外，故曰阳部。

谷疸之为病，寒热不食，食即头眩，心胸不安，久久发黄，为谷疸，茵陈蒿汤主之。

病由伤食而起，故曰谷疸。寒热不食，是先有伤寒类症，消化不良也；头眩不安，是伤食之后，上文饱则发烦头眩，正同；久久发黄，是先有伤寒类症，再加伤食，而后渐渐发黄，非急性黄疸也。治以茵陈蒿汤，茵陈去湿，栀子去热，大黄荡积也。

茵陈蒿汤方

茵陈蒿六两　　**栀子**十四枚　　**大黄**二两

三味，水一斗，先煎茵陈，减六升，内二味煮取三升，去滓，分温三服，小<便>当利，黄从小便去也。

黄家，日晡所发热，而反恶寒，此为女老得之，膀胱急，少腹满，身尽黄，额上黑，足下热，因作黑疸，其腹胀如水状，大便必黑，时溏，此女老之病，非水也，腹满者难治，消石矾石散主之。

黑疸是虚黄，败血成瘀，血色素变黑。诸疸变黑，多属重笃，女劳疸变黑疸，尤为难治。女劳疸之理由，是伤于房室，热灼胞血而成瘀，若碍及内分泌，并发腹满者，必不治。腹胀如水，与单纯水病不同，故曰非水。病源起于女劳，则为虚劳，副肾腺发炎，灼血成瘀，则为癥结；内分泌障碍，则为水胀；虚实错杂，攻补两难。仲景用消石矾石散，盖去瘀涤垢，先消其血水两结，俾免酿成蛊症，非治女劳虚病也。消石破血以治瘀，矾石除浊以治水，中医学说曰咸可软坚，又曰润下作咸，二石皆咸，故可化结消满，先其所急，后再补其虚，不难矣；和以大麦粥汁，乃开胃消胀而已。

日晡发热复恶寒，即上文之薄暮即发，膀胱急，少腹满；即上文之膀胱急，额上黑，足下热；即上文之额上黑。手足中热，腹胀如水状，腹满者不治；即上文之腹如水状不治，便黑而时溏。乃瘀血之象征，《大论》曰：大便反易，其色必黑，即此理也。

消石矾石散方

消石　　矾石各等分，烧

二味，为散，以大麦粥汁，和服方寸匕，日三服，病随大小便去，小便正赤，大便正黑，是其候也。

酒疸，心中懊憹，或热痛，栀子大黄汤主之。

酒疸以心中懊憹为主，有但懊憹者，有兼心中热痛者，其病因不必皆是伤酒，凡消化器有炎症，皆有懊憹热痛之可能，即皆有致疸之可能，即皆可作酒疸论，《大论》曰：阳明病心中懊憹者，必发黄，其明证也。

本方即栀子枳实豉汤加大黄，栀子、淡豉，治心中懊憹，枳实治热痛，大黄治积滞，凡十二指肠有炎症，因而发黄者，以本方为的剂。

栀子大黄汤方

栀子十四枚　**淡豉**一升　**大黄**一两　**枳实**五枚

四味，以水六升，煮取二升，分温三服。

诸病黄家，但利其小便，假令脉浮，当以汗解之，桂枝加黄芪汤主之。

黄疸皆以利尿为主，故《大论》曰：小便自利者，不能发黄。利尿之剂，即茵陈五苓散是也。利尿是去湿，发汗亦是去湿，湿有内外之不同：脉沉者为内湿，当利尿；脉浮者为外湿，当发汗。桂枝加芪，即前篇治黄之剂，桂枝解表，黄芪托毒，兼有去黄故主之。

诸黄，猪膏发煎主之。

本方所主之黄病，是津液不足，肠管干燥，大便坚硬，久之则碍及消化，荣养缺乏，循环不利，遂成萎黄，又称澡黄。与诸黄可下可汗可利者不同，依法当润燥，猪膏主之；当行瘀，乱发主之。但行瘀之药，必兼利水，以血液中之不洁物，必由肾脏排泄也。

猪膏发煎方

猪膏半斤　**乱发**三枚如鸡子大

右（上）二味，以乱发置膏中煮之，发消药成，分温再服，病从小便出。

黄疸病，茵陈五苓散主之。

此节黄疸，是内湿，小便必不利，脉皆沉，故以五苓利水，茵陈退黄，使血液中之黄色素，得以排出。黄汗以本症为最多，治黄以本方为最广。"黄疸病"三字当与上节"诸黄"二字互换，缘猪膏发煎之证，非普通黄病也。

茵陈五苓散方

茵陈蒿十分　五苓散五分

右（上）二味，和之食前饮服方寸匕，日三服。

黄疸，腹满，小便不利，而赤，自汗出，此为表和里实，当下之，宜大黄消石汤。

消黄同用，必有瘀结，里既结实，热亦外溢，阳明病濈濈汗出，与本节之自汗出正同。诸家以自汗出为表和，贻误。桂枝症多自汗，岂亦认为表和耶？上文里热当下，此节里实当下，然一为胸满，一为腹满；一病在胃，一病在肠。故上文当下，应用栀子大黄汤；此即当下，则为大黄消石汤。下一也，而方则异矣。

腹满溺赤，则内热结；小便不利，则毒无出路；自汗出，则内热外蒸；如是者谓之里实。里实而无寒热各症，谓之表和，里实表和故宜攻下。

大黄消石汤方

大黄　消石各四两　栀子十五枚　黄柏四两

水六升，煮取二升，去滓，内消，再煮，取一升，顿服。

黄疸病，小便色不变，欲自利，腹满而喘，不可出热，热除必哕，哕者，小半夏汤主之。

欲自利指小便，色不变，指色不赤。上节小便不利，此则自利；上节小便变赤，此则色不变赤；其意甚明，一为里实，一为里虚；虽同有喘满，赤<然>一为阳明之满，一为太阴之满；故彼则可下其热，此则不可除热。哕，则胃气上逆，除热则胃虚益甚，故胃神经起冲逆作用。小半夏和胃降逆，是治哕呃之变症，非治黄疸之本症。

诸黄，腹痛而呕者，宜柴胡汤。

呕逆是柴胡本症，腹痛是柴胡兼症，腹痛而呕，消化器必有炎症，故容易引起黄病，可依小柴胡加白芍例立方，若大便不通，可用大柴胡。

男子黄，小便自利，当与虚劳小建中汤。

虚性黄病大半小便自利，本节之症，亦虚黄之一，因荣养不足，血色素黯淡，依虚例立方，当与小建中汤。若妇人得此，必并发月经病，又非单纯小建中所宜，故以"男子"二字别之。

附方一　瓜蒂汤，治诸黄。

本方，即中暍病一物瓜蒂汤也，其功用在去湿热，服后，得呕吐，则湿热去，胃中之炎症消，故可治诸黄，上文脉浮者，先吐之，即此方也，有不用汤而用散者，可吹散鼻中得黄水流出，即愈。

附方二　《千金》麻黄醇酒汤，治黄疸。

用麻黄一味，以美酒五升，煮取二升半，顿服尽，冬月用酒，夏月用水。

本方出仲景，《千金》引之以治伤寒发黄，服后温覆得汗，病即愈，传染性黄疸病，脉发热者用之。

惊悸吐衄下血胸满瘀血病脉证并治第十六

本篇专论血症，以吐血衄血下血为主，并论及瘀血惊悸，乃血病之并发症，胸满乃瘀血之兼见症。前篇奔豚病第一节云病有奔豚，有吐血，有惊怖，有火邪，此四部病，皆从惊发得之，可知吐血、惊悸、火邪，皆有附带关系，前篇四部病仅有奔豚，本篇吐血，特补出与血病有关系之惊怖、火邪两部，古今医家不知其故，认为惊怖、火邪两部，是前篇之遗文，错出于本篇，误矣误矣。

寸口脉动而弱，动即为惊，弱即为悸。

惊悸，即前篇惊怖。动是摇动，脉波重叠，前奔后继，致指下芝麻状之物，动摇不已也；弱是弱小无力，心脏喷射力不足，血压低落也。因受外之惊乱则神经兴奋，血管不得不发生充血意达末梢，故动即为惊；因失血之影响，则血真<压>减低，心脏不得不增加跳动，以资维持，故弱即为悸。虽然动则不弱，弱则不动，二者不容并见，依临床经验，惊暂而悸久，故动是临时之脉象，弱是失血所当有，医者宜分别观之。

师曰：尺脉浮，目睛晕黄，衄未止，晕黄去，目睛慧，了知衄今止。

"尺"夫是"夫"字，他本亦有作"夫"者。衄病，目睛晕黄，是上部充血，当诊寸口，不当诊尺脉也；衄病充血，目睛当红，今云晕黄，是积血已久充血不止，即积血不止，故曰衄未止；若充血下降，则积血亦消，故晕黄去，目睛慧了，即知衄之当止，"今"字解作"当"。

又曰：从春至夏衄者，太阳；从秋至冬者，阳明。

春夏天热，体温外溢；秋冬天冷，体温内伏。故春夏则热在表；秋冬则逐在里。因表热而致衄者谓之太阳；因里热而致衄者，谓之阳明。太阳之衄可汗，阳明之热可下，越婢汤汗剂也，泻心汤下剂也。

衄家不可汗，汗出必额上陷，脉浮急，直视，不能眴，不得眠。

衄血，上部之虚，汗之则虚者愈虚，额上组织，顿显痿缩，盖聪门因血竭而低陷也；心脏为维持血压，跳动加强，故脉搏亦因紧张；动眼神经，失所滋养，则反射作用消失，故两目直视，且不能动不能合。眴者动也，义见《说文》。不得眠，是眠不得闭，非烦躁不得卧也。

按：衄家不可汗，是虚症，与太阳病因阳气重致衄者不同。

病人面无血色，无寒热，脉沉弦者衄；浮弱，手按之绝者，必下血；烦咳者，必吐血。

无血色，无寒热，置衄吐下血而言，无血色，即虚劳篇之面色薄，血色素不足也；无寒热是无外邪，示本节之症非急性热病也。实症之衄，脉当浮数，今是虚衄，故不浮而沉，不数而弦，血压不足则沉，神经紧缩则弦也。浮弱为下血吐血共有之脉象，失血多，则血管外强而中虚也，按之绝，即中虚之明证；烦咳乃心肺失所涵润，吐血者往往有之。

按：本节脉象，是失血始见之。

夫吐血，咳逆上气，其脉数，而有热，不得卧者，死。

吐血是逆症，再加咳喘，则其病机有升而无降矣；而又脉数，有热，血压体温均继长增高，不得安卧，大脑神经复兴不已，吐血得此，有不尽不已之势，故主死。

按：本症以黄连阿胶汤为主，时方犀角地黄汤次之。初起，用泻心汤亦有效。

夫酒客咳者必致吐血，此因极饮过度所致也。

酒客吐血，多属胃出血，兼咳者，大半肺出血，临床时宜审之。甘草干姜汤为主方，随症加减。今人以近血为热症，忌用干姜，抑知酒客之热乃身体温度，受酒性刺激发生虚热，酒散则热退而汗出，其素体实寒而不热也，误投凉剂，必杀人矣。

寸口脉弦而大，弦则为减，大则为芤，减则为寒，芤则为虚，寒虚相搏，此名曰革，妇人则半产漏下，男子则亡血。

先有产漏亡血之病，然后有弦大之脉，非先有弦大之脉，而后见产漏亡血之病也。半产漏下，即是亡血，亡血后，当先见大脉，后见弦脉，减与芤，则由弦大而来，由弦大而成减芤，有减芤而成虚寒，革则合虚寒而总称之，其理由详虚劳篇。

亡血不可发汗，汗出则寒慄而振。

亡血之后，体温随血而散，阴固虚，阳亦弱，再加发汗，则温度益耗，神经缺乏温养，故恶寒而战慄。《大论》曰：发汗后，必振寒，脉细微。所以然者，内外皆虚故也，云：即与此同理。

病人胸满，唇萎，舌青，口燥，但欲嗽水，不欲呕<咽>，无寒热，脉微大来迟，腹不满其人言我满，为有瘀血。

此论瘀血。血管中栓塞阻滞，碍及循环，发于上部，则胸满；发于腹部，则腹满。唇萎是血不荣；舌青是瘀血；口燥欲嗽水，是口腔内黏膜干燥，嗽即漱；不欲咽，是无阳明里热；无寒热，是无伤寒等急性热病；微大言脉之形象，来迟言脉之主数，大而无力曰微大，脉来极缓曰来迟，一则血管扩大，翼可承受他部血液之接济，一则血压过弱，左心室之喷射力不足；腹不满，自言我满，是无他觉之满，而又自觉之腹满，即瘀血障碍也。

本节瘀血，一在胸部，一在腹部，故首言胸满，终言腹满；萎青燥漱无寒热，脉大迟，则虚与瘀共有之脉症，兼胸瘀腹瘀而言，当归芍药散之<及>桂枝茯苓丸均主之。

病者如热状，烦满，口干燥，而渴，其无热，此为阴伏，是瘀血也，当下之。

病者指患瘀血病之人；如热状言烦满燥渴，有如阳明里实热症也，果是阳明里实，则脉当洪数，或大数、沉数，今反不数，则症似热，而脉偏不热，此何故哉，有瘀血也；瘀血流于内，血属阴，故曰阴伏。当下其瘀，治当承气汤、下瘀血汤、千金苇茎汤均主之。

本节烦满，与上文胸满相同，有瘀血者血必虚，血虚者火必炽，所谓阴虚阳旺也。有漱水不欲咽者，有口渴需水者，要皆血液之来源缺乏，黏膜器官失润而已，与阳明之里热终异，一为实热，一为虚热也。

火邪者，桂枝去芍加蜀漆龙骨牡蛎救逆汤主之。

《伤寒论》桂枝去芍加蜀漆龙牡条，曰医以火邪劫之，即火邪也，又曰亢阳，必当令起卧不安，即火邪之症也，然则本节之症，亦必有亢阳，惊狂，起卧不安均无疑矣。（此节红字无法辨认，编者臆断补之。）

本节专论血症，而补列惊悸火邪，篇首已有说明，有由火邪惊悸而致血症者，有由血症而致火邪惊悸者，以温度沸腾，心悸亢进，血压增高，三者均有连带关系故也。

心下悸者，半夏麻黄丸主之。

心下悸是胃有积水，与首节之惊悸不同，一为心脏病，宜治血；一为胃肠病，宜治水。因方测症当是太阳病失汗，水分无法宣达，乃随体温而上逆，故以麻黄解表，半夏逐水，而不用桂苓甘草诸剂也。其症不在<本>篇范围，脉经缺失此节未有见也。

半夏麻黄丸方

半夏洗　**麻**黄各等分

二味末之，蜜丸如小豆大，饮服三丸，日三服。

吐血不止者，柏叶汤主之。

吐血不止，指大出血，或出血继续不止，言今人以为血得热则行，得冷则止，故血症必用凉药，抑不知吐血不止，血管中之温度，已随血散失，寒凝之品，决不足以制止溃决，纵幸而血止，亦瘀血积滞，变症百出，故必加入温性之品，使已失之温度得以补偿，即循环原状，得以恢复，中医所谓引血归经是也。黄土汤之用附子，本方之用干姜，即有见及此耳。

《神农本经》柏叶主吐血，干姜止唾血，艾叶止吐血下血，三味皆温药，而皆止血，再加马通以导滞行瘀，凡血症温度不高者，用本方有特效；若如火如荼，体温血压交相沸腾，则当用泻心汤以折其势；若慢性出血，如肺痨各症，阴虚阳旺，则温下既不宜，寒凝亦不受，又当用富于胶黏性之药，增强血管壁，使不再破裂，方书谓之滋阴，地黄、阿胶、白及、玉竹等等，最适宜也。

柏叶汤方

柏叶　干姜各三两　艾三把

三味，水五升，取与<马>通汁一升，合煮，取一升，分温再服。

先便后血，此远血也，黄土汤主之。

下血，先血后便，此近血也，赤小豆当归散主之。

此二节"先、后"二字不可过拘，有便与血间下者，有便与血混合者。出血在小肠则为远血；在直肠则为近血。黄土汤，是镇静止血之专剂；赤豆散，是排脓消肿之专剂。故肠风下血各症，可用黄土；痔漏疮疡各症，可用赤豆也。

黄土汤方

灶中黄土半斤　甘草　白术　附子炮　干地黄　阿胶黄芩各三两

水八升，煮取三升，去滓，内胶，令烊，分温三服。

赤小豆当归散方见前篇狐惑病

175

心气不足，吐血衄血，泻心汤主之。

诸家以泻心汤不能治不足之病，各执一词，故有改不足为不定者。可知心气不足，即瘅疟篇之阴气不足，阳气有余，彼为热病，故称阴气；此为血气，故称心气。不足非虚也，乃阳旺而阴不足以相配耳，吐衄，即阳气有余，心脏张弛太急，血压因而沸腾上焦，因而极度充血。治以泻心汤，乃平抑血压之作用，诱导上部之血液，使归于下部，故衄可止。

泻心汤方

大黄二两　　**黄芩**　　**黄连**各一两

右（上）三味，水三升，煮取一升，顿服之。

呕吐哕下利病脉证并治第十七

呕吐是一症，哕是一症，下利是一症，三者皆为消化系病，其症有寒有热，有虚有实，故篇中各节，一部分与伤寒论厥阴各篇相同，一部分又与《金匮》宿食腹满水饮相同，盖古人不以身体组织分系统，而以病症病状分系统，故有此重叠错杂也。

夫呕家有痈脓，不可治呕，脓尽自愈。

此言见呕治呕乃胃病之正当治法，若呕而有痈脓者，则呕正所以排脓，不宜止呕，反使脓毒内蕴也。

先呕欲渴者，此为欲解；先渴欲呕者，为水停心下。此属饮家呕家本渴，今反不渴者，以心下有支饮故也，此属支饮。

胃有积水故呕，先呕后渴，则积水已去，故为欲解也。胃病多口渴，渴则需水益多，水多不能下入肠管，则向上呕出，故先渴为胃病；后呕为胃有停水，谓之饮家也。呕家水分损失必多，故患呕者多渴，谓之呕家本渴，今呕多而不渴，必胃中有支饮积聚，是为支饮病也。

按：治呕以小半夏汤为主，兼治积水，则用小半夏加茯苓汤。

问曰：病人脉数，数为热，当消谷引食，而反吐者，何也？师曰：以发其汗，令阳微，膈气虚，脉乃数也，数为客热，不能消谷，胃中虚冷故也。

附记

脉弦者虚也，胃气无余，朝食暮吐，变为反胃，寒在于上医反下之，今脉反弦，故名曰虚。

原文并作一节，细玩文意，当分两节，前节论呕吐，后节论反胃，程度各异，分释于下。

前节言脉数主热，如果真热，则能消化水谷，何以反见呕吐，必因汗后阳气衰，膈气虚，体工起作救济作用，故脉有数象也，此数非真数，即其热非真热，故曰客热；热既假热则寒必真寒，故曰胃中虚冷，胃既虚冷，则发呕吐矣。故人从病状转变看出真寒假热，而不知为体工之救济作用，故称为客热。

后节言胃气虚极则为胃气无余，胃虚则呕吐，胃虚极则反胃，朝食暮吐，即反胃也；胃虚则其脉当微，今反弦者，因胃虚在上，医反下之，是为虚虚，体工乃起救济作用，故令微脉变弦，然则弦脉乃由胃虚所致耳，故曰脉弦者虚也。

前节因汗而虚，引起呕吐；后节因下而虚，引起反胃。

寸口脉微而数，微则无气，无气则荣虚，荣虚则血不足，血不足则胸中冷。

微数并提，而文中但言微之结果，未言数之变化，显然有误，或者数为客热，微为胃寒，假热而真寒，故但论微而不论数乎。

胸中即胃，胃寒因血不足所致，血不足又因荣虚所致，荣虚又因无气所致，此气即荣气，血为荣，血之作用为荣气，血言其质，气言其力也，不然，血不足以荣虚，皆是阴虚，无气与胃冷，皆是阳虚，岂非阴阳颠倒也。

趺阳脉浮而涩，浮则为虚，涩则伤脾，脾伤则不磨，朝食暮吐，暮食朝吐，有谷不化，名曰胃反，脉紧而涩，其病难治。

浮为外强而中空，血虚也；涩为循环不流利，湿滞也。消化衰弱，则荣养不足，故血虚，消化衰弱，则饮食停积，故湿滞，脾为消化力之代名词，脾伤即消化力衰弱，然则脉浮而涩，乃血虚食滞之故，血虚食滞，乃消化衰弱之故，磨训化犹言不能磨化食物，朝食之物，暮仍吐出，暮食之物，朝仍吐出，足征食物在胃，已不起消化作用矣，如此现象，谓之胃反。紧脉，主寒，浮而涩，不过血虚，紧而涩，则虚而且寒，故曰难治。

旧说饮食入胃之后，脾即发生磨动，脾动，则食物自化，谓之磨化，证之生理作用，实为无据，当是膵液分泌，胃脏自起蠕动耳。

病人欲吐者，不可下之。

吐病大都可下，大黄甘草汤治食已即吐，即其例也。本节云云，乃指病机向上而言，病机之表示，即正气抗毒之自然疗法，宜迎而引之，不宜逆而却之也，《经》曰：在上者，因而越之。《大论》曰：气上冲咽喉，不得息者，此胸有寒也，当吐之。与本节之病机正无二致。

哕而腹满，视其前后，知何部不利，利之则愈。

此哕满之实症也，病在下窍不通。哕满虽发于上，病机宜治其下，先后篇曰：其病在中焦实也，当下之即愈。与此节利之则愈，理正相同，前部不利，宜茯苓泽泻汤，后部不利，宜小承气汤。

或以为本节当移置竹茹橘皮汤症之下，非也，上节言不可下，此节言利之则愈，正互相发明也。

呕而胸满者，吴茱萸汤主之。

此胃扩大也，胃液分泌过多，因而胃积水，往往满而兼痛，水液不能下行入肠，故向上呕出。治以吴茱萸汤，吴萸能镇静胃神经，制止胃液分泌，缓和胃脏蠕动，为君；生姜和胃，化湿止呕，为臣；人参大枣，固正补虚，为佐为使。

吴茱萸汤方

吴茱萸一两　人参三钱　大枣十二枚　生姜六钱

水五升，煮取三升，温服七合，日三服。

干呕，吐涎沫，头痛者，吴茱萸汤主之。

涎沫是淡饮，干呕是胃冷，头痛是水毒，胃酸过多有此症，胃水上逆亦有此症，吴茱萸汤皆能治之。

或曰虚寒性胃病，干姜人参半夏丸与吴茱萸汤将毋同？曰：两方之功用一致，两方之性质不同，姜夏适用于温胃降水，吴萸适用于镇静神经，一则长于止吐，一则长于止痛也。

呕而肠鸣，心下痞者，半夏泻心汤主之。

心下痞为主症，即胃扩大病也。痞而呕，则热溢于上矣；复兼肠鸣，则水蓄于下矣。半夏泻心，本心下痞之主剂，而芩连可清热，姜夏可逐水，人参可补胃虚弱，草枣可和胃痉挛，方见《伤寒》。

干呕而利者，黄芩加半夏生姜汤主之。

下利为主，即肠炎病也，下利兼有干呕，则胃亦病矣，黄芩汤为清肠热止下利之主剂，加生姜则和胃降逆也，上节治胃兼治肠，本节治肠兼治胃。

诸呕吐，谷不得下者，小半夏汤主之。

小半夏，乃治呕专剂，故能治诸呕吐及因呕吐而谷不得下也；若积饮不下，胃脏扩大则平呕之中必兼逐水，小半夏加茯苓汤主之。

呕吐，而病在膈上，后思水者解，急与之，思水者猪苓散主之。

此后思水，是水已暂去，而非胃病已解，故思水而急与之，水是暂济其渴，思水而用猪苓散，是专治其水，猪苓散促进吸收，加强分泌，与五苓散之作用相同，但此在膈上，是胃病，不是膀胱病，与五苓症，终同而不同。

猪苓散方

猪苓　茯苓　白术_{各等分}

三味，杵为末，饮服方寸匕，日三服。

呕而脉弱，小便服<复>利，身有微热见厥者，难治，四逆汤主之。

普通呕吐病，脉必不弱，小便必不利，身虽热，肢必不厥，今弱利热厥兼见，则非寻常之胃病，其呕为虚寒之呕，法当强心生温，四逆汤主之。

因方测症，知呕而发热，非普通胃病，乃少阳病也,《大论》曰"呕而发热者,柴胡症悉具",与本节之症,正相符合。

胃反呕吐者,大半夏汤主之。

胃反有朝食暮吐者,有即入即吐者,一为能食不化,食物入胃已久,仍吐出完谷也;一为津液干涸,或食管狭隘,或贲门干缩,或胃脏狭隘也。二者皆有呕吐,而一寒一燥,则大便多溏,一则粪如羊失。前者宜兼温,附子粳米汤、大建中汤、干姜半夏人参丸主之;后者宜兼润,大半夏汤主之。

本症之症,一名隔食,主以大半夏,止呕补虚润燥,兼而有之。方为半夏二升,人参三两,白蜜一升,先以水一斗二升加蜜撮之,二百四十次,煮取二升半,温服一升,余分再服。

食已即吐者,大黄甘草汤主之。

此呕吐之实症,幽门不通,胃之蠕动逆动,食物遂由贲门冲出,方书所谓下寒上逆者是也,治以大黄甘草汤,开其下即以止其上,此亦原因疗法也。

大黄甘草汤方

大黄四两　　甘草一两

右(上)二味,水三升,煮取一升,分温再服。

胃反,吐而渴,欲饮水者,茯苓泽泻汤主之。

症见呕吐,故称胃反,方中各味,皆行水和胃,并无止渴生津之品,可知是停水,非余水。胃中积水过

多，故吐；水分积中于胃，而他部组织，反感干燥，故
渴；渴则多饮，饮则胃之停水益多，故吐不止，渴亦不
止。治以茯苓泽泻汤，桂苓逐水降冲，泽泻助肾排泄，
白术助脾吸收，姜甘和胃止呕也。

茯苓泽泻汤方

茯苓半斤　　泽泻四两　　白术三两　　桂枝二两　　甘草一
两　生姜四两

六味，以水一斗，煮取三升，内泽泻，再煮取二升
半。＜温服八合，日三服。＞

吐后，渴欲得水而贪饮者，文蛤汤主之，兼主微风
脉紧头痛。

吐后水液消耗，故渴，渴则贪饮，饮多又防积水，
故以文蛤之止渴而兼利水者治之。其方当为文蛤散而非
文蛤汤，与前篇渴饮不止，用文蛤散者正同。原文误散
为汤，后人不敢改正，又以大青龙性质含文蛤汤，可以
解表，故添注"兼主微风脉紧头痛"一句，以完成汤之
作用，殊不知解表之剂，绝对不适用于口渴贪饮也。窃
谓《大论》冷水灌潠热却不得去，肉栗心烦，意欲饮水
之症，当用文蛤汤，而误作散，本节之症，当用文蛤
散，而误作汤，明明互误，释详《伤寒改正》。

按：文蛤汤方，即麻杏甘石汤，加文蛤五两，生姜
三两，大枣十二枚，以水六升，煮取二升，温服一升，
汗出即愈。

干呕，吐逆吐涎沫，半夏干姜散主之。

吐逆是呕吐之通称，干呕称吐逆，犹胃反称呕吐也；涎沫即痰饮，病由胃冷而起，《大论》所谓"胃中冷必吐逆"是也。干姜以治冷，半夏以治逆，与吴茱萸汤，症同，而作用不同；与干姜半夏人参丸，症同而作用亦同，唯胃液消耗过多，胃机能太弱者，则加人参，谓之补虚，但寒而不虚者，则不用人参，例如吴茱萸汤与当归四逆加吴茱萸生姜汤，一用参，一不用参也；半夏干姜散与干姜半夏人参丸，亦一用参，一不用参也。

半夏干姜散方

半夏　干姜各等分

右（上）二味，杵为散，取方寸匕，浆水一升半，煎取七合，顿服之。

病人胸中似喘非喘，似呕不呕，似哕不哕，彻心中愦愦然，无奈者，生姜半夏汤主之。

"胸中"三句，是形容烦满难过之文字，彻训辄，言心胸中，动辄愦愦然做一种无可奈何之状也。与栀子豉汤之症似是而非，栀子豉症治烦躁懊侬，病在神经系；生姜半夏症之愦愦无奈，病在消化系。故一则为降低血压之清热剂，一则为和胃止逆之消痰剂也。与小半夏之症，亦同而不同，小半夏功在止呕；此则功在除烦也。

生姜半夏汤方

生姜汁^{一升}　半夏^{半升}

以水三升，煮半夏取二升，内生姜汁，煮取一升半，小冷分四服，日三夜一，呕止停后服。

干呕哕，若手足厥者，橘皮汤主之。

干呕哕言或干呕或哕也，干呕病在胃，哕在隔膜。呕哕则体温毕集于胸膈之间，故四肢有时而厥冷，但治呕哕，不治其厥，橘皮汤，通痹降逆，故主之。

橘皮汤方

橘皮^{四两}　生姜^{半斤}

水七升，煮取三升，温服一升，下咽即愈。

哕逆者，橘皮竹茹汤主之。

本方仍含有橘皮汤通痹降逆作用，加入竹茹，调节横膈膜升降，故治哕逆有特效，参甘枣，则补虚兼缓和痉挛也。

橘皮竹茹汤方

橘皮^{二斤}　竹茹^{一升}　大枣^{三十枚}　生姜^{半斤}　甘草^{五两}　人参^{一两}

水一升，煮取三升，温服一升，日三服。

按：本方加半夏治百日咳甚效。

夫六腑气绝于外者，手足寒，上气，脚缩；五脏气绝于内者，利不禁，下甚者手足不仁。

"利不禁，下甚者"二句，应改为"下利不禁甚者"，文义方驯。六腑五脏非解剖上之脏腑，古人以腑为阳，

脏为阴，六腑气绝于外，言阳脱于外也；五脏气绝于
内，言阴脱于内也。阳脱，是温频绝，故肢冷上气脚
蹉；阴脱，是水分频绝，故下利不止，剧则末梢知觉神
经，缺乏涵养，而麻痹不仁也。

按：本节之症，无论脏绝腑绝，及脏腑两绝，皆宜
四逆加人参汤。

**下利，脉沉弦者，下重；脉大者为未止；脉微弱数
者，为欲自止，虽发热不死。**

下利是痢疾，巢源称滞下，《内经》称肠澼。下重
即重坠，肛门括约肌起痉挛作用，方书谓之里急后重是
也；沉为病在里，弦为神经痉急病属内热，故脉大为病
进，脉微弱为病退，然微弱之脉，又恐正气失败，故
必微弱而兼数，然后微弱为邪衰，数为正复也；发热不
死，根据欲自止而来，痢菌散布于血管中，菌愈繁，则
热愈高，故《内经》有"肠澼身热者死"之说，若邪衰
正复，则发热仍可不死，盖正气足以胜邪故而。

**下利，手足厥冷，无脉者，灸之不温，若脉不还，
反微喘者死，阴负趺阳者为顺也。**

下利，是虚寒下利；肢厥脉停，是心脏衰弱；灸之
而厥终不退，脉终不还反见微喘，则阳绝已不可复，正
气且向上越脱矣，不死何待？少阴负趺阳，应另作一
节，有释为先天生后天者，有云水气渐弱，消化渐强，
旧说所谓土克水者皆渝<喻>病机不逆，尚可治也，本

节之症宜通脉四逆汤。

下利，有微热而渴，脉弱者，今自愈。

此下利，是热利，包括黄芩汤症，及白头翁症而言。热利而脉弱，则邪已衰矣，热利必发热，若口渴而发热又不退，则热盛灼津，久必亡阴；今发热已微，而渴未已，是热已渐退，不过津液未复而已，故曰今自愈，今解作当。

下利脉数，有微热，汗出，今自愈，设脉紧，为未解。

此节是热利兼有表寒者，其脉必浮而紧，今但见数，则表邪已去，仅有内热矣。微热汗出，即表寒已解之象征，设微热汗出，其脉仍紧而不数，则寒邪终于未罢。曰今自愈，曰为未解，均指表寒言，《伤寒改正》以本节为寒利，贻误。紧为外寒，非内寒也。

下利，脉数而渴者，今自愈，设不差，必圊脓血，以有热故也。

此为寒利，寒必兼湿，脉数则寒已去，口渴则湿已除，其利必自止，设数渴并见，而利仍不减差，则为热化太过，必成下利便脓血之病，厥阴下利最多此说，所谓热气有余，必发痈脓也。

下利，脉反弦，发热身汗者，自愈。

下利是热利，脉本不弦，且发热汗出者，此体工起抗毒作用也，与战汗而解之意相同，故曰自愈；否则反弦乃下重之脉，发热乃下利最忌之症，身汗如无表邪，乃热流溢，皆无自愈之可能也。

下利，气者，当利其小便。

气，是失气，下利气，是下利与失气。同时兼见也。肠中水分不能吸收，肛门括约肌无收束，偶因失气，即同时流出，其性质等于水泄、洞泻，但当治利，不必治失气，水走膀胱，则肠中水分自然减少，故利小便，即是治大便。注家不明此旨，以为失气而利小便，理不可通且与下文气利用诃黎勒互相矛盾，是但知有兼见之失气，不知有主症之水泻也。《大论》曰"此利在下焦，赤石脂禹余粮汤主之，复利不止者，当利其小便"，诃黎勒症，即赤石脂禹余粮症也。

下利，寸脉反浮数，尺中自涩者，必清脓血。

寸为阳，寸浮数，是阳亢；尺为阴，尺中涩，是阴弱。亢阳灼阴则为下利便脓血，故曰必清脓血，清解作圊。黄连阿胶汤、白头翁汤，均主之。

下利清谷，不可攻其表，汗出必胀满。

下利，是寒利，寒必兼湿，故清谷不化；若攻其表而发其汗，则体温益耗，内部之寒湿愈剧，故腹必胀满。法当温化，理中四逆、白术附子皆治之。

下利，脉沉而迟，其人面少赤，身有微热，下利清谷者必郁冒汗出而解，病人必微厥，所以然者，其面戴阳，下虚故也，【通脉四逆汤主之】。

下利是寒利；沉迟、清谷，是里有真寒；面赤微热，是外有假热，此为阴盛格阳之症，故曰下虚戴阳。大论"少阴病下利清谷，里寒外热，脉微欲绝，身反不恶寒，其人面色赤"与本节之症正同，当用通脉四逆汤治之，绝无郁冒之可能，阴盛阳越之症，汗出身死则有之，未闻有汗出而愈者，宜乎诸家均缺疑不释也，然病人于服通脉四逆汤后，引起正气抗毒作用，因而郁冒战汗而病解，则往往有之，"通脉四逆汤主之"一句，置于原文之末，是反棹文法。

下利后脉绝，手足逆冷，晬时脉还，手足温者生，脉不还者死。

晬时，谓平旦之时，卫气循环，以平旦为终始，肢厥脉绝之重症，每于此时，决其生死焉。

下利，腹胀满，身体疼痛者，先温其里，乃攻其表，温里宜四逆汤，攻表宜桂枝汤。

胀满是内寒，身痛是外邪。内热者，先解表而后攻里；内寒者，先温里而后解表，此通例也。四逆、桂枝不过各举一例，不可过拘。

下利，三部脉皆平，按之心下坚者，急下之，宜大承气汤。

下利是消耗症，脉当虚，腹当濡，今三部皆平，则正气尚不弱也；胸下坚硬，内部尚结实也。论症自宜急下，论脉亦可峻下，用大承气又何疑焉。

按：心下当是胃府，或云大肠之横段，即横结肠。

下利脉迟而滑者，实也，利未欲止，急下之，宜大承气汤。

下利，气血内陷，脉多迟象，滑为热实，迟滑并见，是瘀热在里，故曰实也，热不去，即利不可止，依法亦可急下。

下利，脉反滑者，当有所去，下乃愈，宜大承气汤。

下利，脉不细弱，而反滑，实邪正皆实也，法当下之，以去其实，大承气汤主之。

下利已差，至其年月日时复发者，以病不尽故也，当下之，宜大承气汤。

利已瘥，至相当期，复下利者，病菌未尝肃清，潜伏于体内，适于该菌生存之组织中，经过若干时间，因气候之变化，复诱起原病故也，当峻下以铲除其病菌，宜大承气汤。

上述四节，皆是热利，皆宜攻下。大承气汤，不过举以为例耳，非必大承气汤外，竟无他剂可用也。

下利，谵语者，有燥屎也，小承气汤主之。

谵语，是燥屎之征；谵语燥屎，是阳明热实之征：下利，是传染性赤利；燥屎，是肠胃缺水；下利，是黏膜腐化；痢是痢，燥屎是燥屎，不相混也。各家以为既有燥屎，则不须更衣，安得下利，此其错误，在认屎即痢，痢即屎矣。

痢之初起，肠中几除食物，每混合胶着，谓之积滞，若阳明亢热缺水，残余食物，结成硬块，则为燥屎，其屎虽燥，其下利之肠垢脓血，决不能与燥屎共同结硬，故下利与燥屎，两不相混。在未成燥屎时，宜消导积滞；已成燥屎时，宜攻其坚结。此积滞与燥屎，每为痢疾之导线或为下利之奥援，故治痢初步，宜先去积滞与燥屎。西医往往以若特灵为治痢之第一着，即止理也，据此，则本节小承气，乃治积滞与燥屎，非正式治痢也。

下利，便脓血者，桃花汤主之。

《大论》下利便脓血之桃花汤症，列入少阴病，且有"下利不止"之字样，可见桃花汤所主之症，多属虚寒下利，脓黏膜溃腐脓血交流，久而不止，已成虚脱者也。赤石脂固脱，有收敛肛门括约肌作用；干姜温中化湿，能镇静肠蠕动；粳米补正，恢复肠机能。一切慢性下利，均以此为主剂。

热利下重者，白头翁汤主之。

此即传染性赤利也，中医称湿热下注。病在直肠，肛门括约肌起痉挛作用，故里急后重，便必脓血，腹必疼痛。白头翁消炎杀菌，缓和肛门痉挛；黄连黄柏消热去湿，杀菌止痢；秦皮清血解毒。故为治痢之主方。

本方组织无一消导之品，今人谓无积不成痢，木香、枳实、楂、曲、槟榔，任意肆用，殊不知饮食积滞，乃痢之诱因，非痢之主因；积滞多在胃及肠，痢疾多在直肠。谓消导积滞能减轻痢疾之奥援，则可；谓去积导滞，即是治痢，则不可也。

下利后更烦，按之心下濡者为虚烦也，栀子豉汤主之。

下利，是消耗症，津液缺乏则神经失养，故烦；利后水液未复，烦躁比下利时更剧；胸下濡而无拒抗，则其烦非胃有积滞也，乃神经不宁也，故曰虚烦。栀子安神以治烦，栀豉吸水而生津，是以主之。

下利清谷，里寒外热，汗出而厥者，通脉四逆汤主之。

此为阴盛格阳，真寒假热之症，与上文下虚戴阳症相同，故治以通脉四逆汤。

以上各节皆见《大论》，不另列方。

下利（肺）【后腹】痛，紫参汤主之。

下利无肺痛之理，肺与大肠相表里之说，不可为训。注家或作腹痛，虽转肺痛为合理，然下利本有腹痛，治痢各方即兼治腹痛，似无另列一节之必要，当是下利后腹痛。盖下利腹痛，大半是蠕动过强；若利后腹痛，则多属瘀血积聚。紫参通经行血，主胸腹积聚，治利后瘀血作痛，正丝丝入扣也。

紫参汤方

紫参半斤　　**甘草**三两

以水五升，先煮紫参，取二升，内甘草，煮取一升半，分温三服。

气利，诃黎勒散主之。

气利，即上文之下利气，言失气时连带下利也，编次之意，殆表示下利之容易完不赘力耳。有因肠管不能吸收水分者；有因肛门括约肌失于约束者。前者宜渗利，即上文下利气者，当利其小便是也；后者宜收涩，即本节用诃黎勒散是也。

初学诊病时，治一董姓老翁，终日失气，授诃黎勒散，肛门胀坠，欲失气而不能，此苦痛辄甚于大气频仍，可知本方乃收涩之剂，非治失气之剂，《金匮》下利气与气利，仍当治利不宜治失气，盖无疑矣。

诃黎勒散方

诃黎勒十枚，煨

右（上）一味，为散，粥饮和，顿服。

附方一 《千金翼》小承气汤，治大便不通，哕数谵语。

哕数，即哕逆频仍也，谵语即阳明胃实也，原因是大便不通，胃气起反射作用。故以小承气通其大便，上文"哕而腹满，视其前后知何部不利，利之即愈"，与本节病理正同。

附方二 《外台》黄芩汤，治干呕下利。

此方即《大论》黄连汤加减，乃治上热下寒，且有表邪之剂。

疮痈肠痈浸淫疮病脉证并治第十八

本篇所论，为化脓性之内外疮疡，标题曰疮痈，当赅内外疡科言，否则，篇中有王不留行症，是金疮病，何得独付阙如欤？叔和脉经，改为痈肿肠痈金疮浸淫疮脉证似较完到，然详略虽异，究属无关宏旨耳。

诸浮数脉，应当发热，而反洒淅恶寒，若有痛处，当发其痈。

脉浮而数，必主发热，若发热而复洒淅恶寒者，则其病非外感，即疮痈，故决之之，必视其人有局部痛处与否，若身体内外有一部分作痛之处，即有成痈化脓之可能。"反"解作"复"，非但寒不热也；"发"解作"成"，非发汗以散其痈也，注家多误。

按：一切疮痈，有恶寒发热者，必为酝酿化脓，例如产褥热病，其明证也。然痈疮初起，因充血之故，必先见红肿疼痛，殆白血球坏死，始化为脓汁，故但有痛处不得认为痈已化脓，至寒热交作，断为化脓酝酿，则中医从经验上得之，弥可贵耳。

师曰：诸痈肿，欲知有脓无脓，以手掩肿上，热者为有脓；不热者，为无脓。

诸痈脓，多按之作热，内经所谓神归之，气聚之是也，故有脓与否，当从软硬皮色举陷顶巅各点辨之，不当从热否断之。

肠痈之为病，其身甲错，腹皮急按之濡，如肿状，腹无聚积，身无热，脉数，此为肠内有痈脓，薏苡附子败酱散主之。

肠痈即盲肠炎，患部在大腹直肌之下段，盲肠之下复有一物下垂，名虫状垂，皆中空如袋，一切不消化之物，容易侵入，不易泄出，往往引起炎症，若有化脓性细菌，即成脓疡。初起患部疼痛，病人频频自缩其脚以缓和之；脓疡溃破时必引起腹膜炎重症；脓菌混入血液，必引起败血危症。原文腹皮急，如肿状，即腹膜炎之症也；其身甲错，即血液循环不利也；按之濡者，病在肠内，不在皮下也；无积聚者，病属痈脓，非饮食积滞也；无热脉数者，脓已成也。治以薏苡附子败酱散，薏苡利水，能消肿防腐排脓；附子强壮心脏镇静肠肌，能制止疼痛；败酱即苦菜，排脓行瘀，为消炎特效药，故主之。

按：著者治盲肠炎病，成绩颇佳。曾刊有医案，每方必重用薏米；以丹皮芍药行瘀；延胡川楝止痛；乳香没药消炎；秦皮败酱杀菌；连翘银花退热；如病初起，疼痛万分者，往往以一味紫花地丁，迅奏肤功。《金匮》薏附败酱、大黄牡丹两方，则按虚实慢急，临时酌用，治愈者十之七八，都人士类能言之，非妄语也。

薏苡附子败酱散方

薏苡仁十分　附子二分　败酱五分

右（上）三味，杵为末，取方寸匕，以水二升煎减半，顿服，小便当利。

肠痈者，少腹肿痞，按之即病<痛>如淋，小便自调，时时发热，自汗出，复恶寒，其脉迟紧者，脓未成，可下之，当有血；脉洪数者，脓已成，不可下也；大黄牡丹汤主之。

本节为肠痈初起，尚未成脓之症，与上节痈已成脓者有种种不同：一则按之濡，如肿状，一则少腹肿痞，一也；一则发热后恶寒，一则身无热，二也；一则脉数而洪，一则脉迟而紧，三也。按之痛如淋者，患部临近膀胱，按之则牵引作痛，有如淋病也；小便自调者，一以明非淋病，一以明病属充血，非蓄水也。大黄牡丹汤，是反棹文法，脓已成，则排脓防腐，薏苡附子败酱散主之；脓未成，则破血消炎，大黄牡丹汤主之。

大黄牡丹汤方

大黄四两　牡丹一两　桃仁五十个　冬瓜仁半升　芒硝三合

水六升，煮取一升，去渣，内芒硝，再煎沸，顿服之，有脓当下，无脓当下血。

按：有脓当下指有类似脓汁物当下，与下纯血不同，若误认本方可以治脓而服之，则伤口经强度摩擦，适以促其穿孔矣。

问曰：寸口脉浮微而涩，法当亡血，若汗出，设不汗出，云何？答曰：若身有疮，被刀斧所伤。亡血故也。

浮为外强中空，微为血压低，涩为血液少，亡血家有此脉，汗家亦有此脉，今不汗出，亦未亡血，而得此脉象，何也？曰：其人必身被刀斧，而有疮伤，内伤亡血，外伤亦亡血，其理一也。

病金疮，王不留行散主之。

金疮，即一切金刃伤，亦即上节之刀斧伤，王不留行散可统治之。

王不留行散方

王不留行十分　蒴藋细叶十分　桑东南根白皮十分　黄芩二分　杭芍二分　川椒三分　干姜二分　甘草十分　川朴二分

右（上）九味，桑根皮以上三味，烧灰存性，令勿焦枯，各别捣筛，合治之，为散服方寸匕，小创即粉之，大创但服之，产后亦可服。如风寒，桑东根勿取之。前三味皆阴千百日。

王不留行，行血，通痹止痛；蒴藋叶，即接骨木，续筋骨，治折伤；桑白皮缝金疮，治绝脉。三味合治，为金疮要药，重则服之，轻则敷之，其余各药不过完成三味之功用而已。金疮忌发热，故以黄芩退热；忌血瘀，故以芍药行瘀；忌湿忌冷，故以椒去湿，以姜去冷；忌痛忌痹，故以朴行气通痹；以甘止痛消肿。普通方剂用甘草，是调节药性之偏；伤科用甘草，则专重消炎解毒，作用不同，故分量独多也。

曩言武昌，见狱吏报销，有金疮药一项，询其方剂，则王不留行、芍药、川连、黄芩、黄柏、川椒、桑皮、甘草、雄黄，谓任何重刑皆有效，方用木刻当非假伪，且甘草分量最重，与本方颇有相同之处，录之以资参证。

排脓散方

枳实十六枚　　**芍药**六分　　**桔梗**二分

右（上）三味，杵为散，取鸡子黄一枚使药散于鸡子黄相等，揉和令相得，饮和服之，日一服。

排脓汤方

甘草二两　　**桔梗**二两　　**生姜**一两　　**大枣**十枚

四味，以水三升，煮取一升，温服五合，日再服。

以上两方，皆有方无症，然方名排脓，且皆用桔梗，其为治溃疡性之专剂无疑义。就临床经验，肺痈病、瘰疬溃疡病、脐孔流脓病、中耳炎流黄汁病、肠热腹痛病、产后卵巢炎化脓病，均有效，唯白带病屡试不应。曾著《万能之排脓散汤》一文刊《中国日报》，又散方适用于溃疡而有痛症者，及久病阴虚者；汤方则适用于呼吸系病，及溃疡初起各症。

浸淫疮，从口起流向四肢者可治，从四肢流来入口者，不可治。

浸淫疮，黄连粉主之。

浸淫，即蔓延之意，初起必痒，痒则必搔，搔则必流黄水，黄水流溢之处，疮必续发，辗转蔓延，谓之浸淫。其疮既非天花风疹，亦非疥癞杨梅，不过皮肤病之最蔓延者耳。口与四肢，第表示内外顺逆，不可拘泥。黄连粉方缺或即一味黄连。

南京中南医院经理廖雄远，闽人，旅京福建同乡会开会时，尝遇之，为述其所患一病甚奇，初起遍体作痛，上下肢有黑块，如铜片大，珠<殊>痒，又数日，黑块渐多，星罗棋布，不流水，亦不溃腐，三四月发一次，亦有一月一次者，每非旬日不愈，病已三年，打针服药均无效，今服黄连甘草各等分为末，每服钱半，开水和服，早晚各一次，翌日，黑色变红，又翌日，红退痒止，病痊愈，二年内，竟不复发。

前湖北主席夏斗寅，患皮肤病，与浸淫疮条件相符，重庆宽仁医院治几半年，蔓延益甚，除四肢外体无完肤，痒剧，非搔至血，不稍止，令服黄连甘草粉全不应效，改用木耳、白糖等分，研末调米汤，擦而涂之，三日即痒止，结痂，一周竟痊愈。（黄连清湿热，木耳、白糖滋阴，对因辄效——编者按）

跌蹶手指臂肿转筋阴疝蚘虫病脉证并治第十九

本篇各症，各家以为不伦不类，当是男子各病，为各篇所无者，一律总列于此。窃谓不然，男子各症，不见于各篇者甚多，本篇所述，仍不足以尽之也，然则如之何？曰：《金匮》殆以本篇各症，皆属厥阴病耳。运动神经之病，古人认为筋病，筋属肝，肝属厥阴，故跌蹶手指臂肿动转筋皆称厥阴，疝病方书亦称厥阴，蚘虫病，则《大论》早列入厥阴篇中，是各症皆为厥阴病无疑也。《伤寒》六经，以厥阴为殿后，男子杂病，亦以厥阴为结果，编次之意其在此乎。

师曰：病跌蹶，其人但能前，不能却，刺腨入二寸，此太阳经伤也。

病人但能前进不能后退，其病名曰跌蹶，刺肠<腨>入二寸，有两种解释，"太阳经伤"一句，作为反棹文法，谓此病为太阳经受伤当刺腨二寸以治之，一也；腨为脚肚，其穴曰承筋，例不可刺，今刺腨二寸，则太阳经伤矣，一也。两说孰是孰非，殆非精于针刺者，不能辨也。

病人常以手指臂肿动，此人身体𥊙𥊙者，藜芦甘草汤主之。

手指臂肿动，身体𥊙𥊙，是痰饮病，又称风痰，古人以神经眴动为风，以肿为饮也。藜芦甘草汤，相传为驱逐风痰由胸膈间吐出，故主之。

按：痰饮篇有"其人身体眴眴剧，必有伏饮"之明文，则风痰之说，未尝无据。藜芦甘草汤方未见，当是藜芦、甘草两味，著者常用之，但不吐耳。

转筋之为病，其人臂脚直，脉上下行微弦，转筋入腹者，鸡屎白散主之。

此霍乱转筋也，病在脚腨者居多，故能牵及少腹作痛；臂转筋，则殊不多见。鸡屎白通利大小便，缓和痉挛，故治转筋有特效，《内经》有鸡屎醴一方，专治臌胀，则取其通利耳。脉上下行，即弦脉，痉病篇言之详矣。

鸡屎白散方

鸡屎白

右（上）一味为散，取方寸匕，以水六合和温服之。

阴狐疝气者，偏有大小，蜘蛛散主之。

此睾丸炎也，与疝病本不同，中医则概称疝病，以其发于下部，故曰阴，隐显无定，故曰狐，睾丸之一偏肿大，或上或下，疼痛异常。普通多用五苓散合金铃子散，或橘核丸治之，蜘蛛散向未一用。

蜘蛛散方

蜘蛛十四枚，熬焦　桂枝半两

二味为散，取八分一匕，饮和服，日再服。

病腹痛，有虫，其脉何以别之？师曰：腹中痛，其脉当沉若弦，反洪大，故有蚘虫。

腹痛，则气血集中于里，故脉沉，腹痛则血管神经起痉挛作用，故脉弦，今不沉而洪，不弦而大，故主蚘虫病，盖患蚘之人，胸中必烦扰不宁，斯脉象必洪而且大也。

蚘虫之为病，令人吐涎心痛，发作有时，毒药不止，甘草粉蜜汤主之。

吐涎心痛未必皆病蚘，唯病蚘者则无不吐涎心痛耳；发作有时，指吐涎心痛，言蚘有起伏，故病有休作也；毒药不止，是服诸杀虫药而痛仍不止也。甘草粉蜜汤，甘缓和中，是和胃以安蚘，勒之不可则抚之也，各家注解均详释粉为轻粉、粉锡、铅粉等等，胸中先有杀虫成见，牢不可破，不知毒药即杀虫之药，毒药不止岂有再毒之理乎？凡经方"粉"字，多指米粉，熟于仲景书者自知之。

甘草粉蜜汤方

甘草二两　　粉一两　　白蜜四两

水三升，先煎甘草，取二升，去渣，内粉蜜搅令和，煎为薄粥，温服一升，差即止。

蚘厥者，当吐蚘。令病者静，而复时烦，此为脏寒，蚘上入膈。故烦，须臾复止，得食而呕又烦者，蚘闻食臭出，其人当自吐蚘。蚘厥者，乌梅丸主之。

此节与厥阴蛕厥病相同。厥者，四肢逆冷也，肢冷症多属心脏衰弱，此则因蛕病而厥冷，故曰蛕厥；吐蛕为蛕厥所独有，病者往往忽静忽烦，因蛕上入膈故，故烦，须臾蛕复下降，故烦止，而人静也；其人得食久，烦呕交作者，因蛕闻食上膈，一时不及下降，故烦而且呕且吐蛕也。"此为脏寒"一句是厥阴篇以少阴脏厥与厥阴蛕厥相比较之文字，当删。乌梅丸治蛕兼治厥，故主之。

妇人病要略

此篇专论妇人病，本不在《金匮》杂病之内，故《经络脏腑先后病》篇中有"妇人三十六病不在其中"之规定，宋臣林亿等编次时将妇人病并入《金匮》，且分为妇<人>妊娠、产后、杂病，第二十、第二十一、第二十二，共三卷，由是仲景原书之卷数乃益混乱矣。窃谓仲景书原名《伤寒卒病论》，内分伤寒十卷，卒病五卷，疗妇人方二卷，明明妇科在外为十五卷无疑，妇人病仲景作一卷，后人或分二卷，宋臣则又分为三卷，皆不足异耳。今改正标题为《妇人病要略》，而仍分妊娠、产后、杂病为三卷，并删去第二十、第二十一、第二十二各数字，一以示妇人病不在《金匮》杂病之内，一以符仲景选用《伤寒卒病论》十六卷之原数,俾读仲景书者,知其梗概云。

妇人妊娠病脉证并治

师曰:妇人得平脉,阴脉弱小,其人(渴)【呕】不能食,无寒热,名妊娠,桂枝汤主之。于法【一月或】六十日当有此症,设有医逆者,却(一月)加吐下者,则绝之。

诸脉皆平,是无病脉;阴脉弱小,是妊娠之初,下部循环障碍;呕不能食,而又无寒热各症,是妊娠恶阻之病。桂枝汤富于糖质,能增加妊娠时无<母>子之荣养,且能和胃止呕,故主之。恶阻病,多发于一月或六十天前后,其原因是子宫闭塞,胃神经起反射作用,设使医者误治,加以吐下之剂,则有坠胎之危险,故曰绝之,绝者坠也。

妇人(夙)【宿】有癥病,经断未及(三)【二】月,而得漏下不止,胎动在脐(上)【下】者,此为癥痼害,(妊娠六月动者,前三月经水利时,胎也,下血者,后断三月,衃血也,)所以血不止者,其癥不去故也,当下其癥,桂枝茯苓丸主之。

本节文义古今注家,无一能自圆其说者,其实妊娠六月动自＜至䏶＞血也数句，是后人注释之词，应当删去，或依现代文体，作一括弧，则原文固甚晓畅也。素有癥病之妇人，妊娠之初，胎与癥尚相安无事，迨胎形渐大则发生冲突，故漏下不止，且胎动脐下，癥不去则血不可止，即胎亦不得安，故宜桂枝茯苓丸以下其癥，桂苓强心利尿，去血液中之不洁物，桃红行瘀血，丹芍通静脉管，即以去瘀也。

桂枝茯苓丸方

桂枝　茯苓　丹皮去心　桃仁去皮尖　杭芍

右（上）各味均等分末之，炼蜜为丸如兔屎大，每日食前服一丸，不为＜知＞加至三丸。

妇人怀娠六七月，脉弦发热，其胎愈胀，腹痛恶寒者，少腹为＜如＞扇，所以然者，子藏开放故也，当以附子汤温其藏。

此言妊娠子宫虚冷之症。弦是神经血管挛缩，寒脉也，妊娠六七月胎形本已胀大，为以内冷，则寒凝而气滞，故更胀也；"腹痛"作一句读，寒胜则痛也；"恶寒者"两句，当改为"恶寒少腹如扇者"，言少腹畏冷，有如扇之使然也；子藏开即子宫虚冷，各家以为子宫不闭冷气乘虚侵入，则其寒为外寒非内寒矣。附子汤，附子去寒，苓术消胀，芍药止痛，人参补虚，故主之。

附子汤方见《伤寒论》少阴篇

师曰：妇人有漏下者，有半产后因续下血都不绝者，有妊娠下血者，假令妊娠腹中痛为胞阻，胶艾汤主之。

本节统言子宫出血病，有无胎而漏下者，有半产下血继续不止者，有妊娠下血腹中痛者，皆主以胶艾汤也，胞阻名词与上节之子宫开同一不合理，脉经作胞漏，当照改正。

胶艾汤方

当归三两　川芎二两　芍药四两　干地黄六两　阿胶二两　艾叶三两　甘草二两

水五升，清酒三升，合煮取三升，去滓，内胶，合消尽，温服一升，日三服，不差，更作。

妇人怀娠，腹中疠痛，当归芍药散主之。

病在少腹，非血即瘀，归芍芎行瘀，苓术泽行水，故主之。妊娠腹痛用此方，经行腹痛亦用此方，疠痛即急痛，见说文。

当归芍药散方

当归三两　芍药一斤　茯苓四两　白术四两　泽泻半斤　川芎半斤

六味杵为散，取方寸匕，酒和日三服。

妊娠呕吐不止，干姜半夏人参丸主之。

"不止"二字宜注意，妊娠恶阻久而不止，已成慢性，其胃气必伤，故以干姜镇静胃肌使不起蠕动，以人参补偿胃液之损失，半夏则和胃降逆也。

妊娠呕恶，有因子宫收缩胃之交感神经起反射作用者，有因胎毒侵入消化液中或血管中而起者，有不药而自愈者，有始终不愈者。治法除本方外，或小半夏加茯苓汤，或生姜半夏汤，或干姜苓连人参汤，剧者加灶心黄土，医者临时酌之。

干姜半夏人参汤方

干姜一两　半夏二两　人参一两

三味末之，以生姜汁糊为丸为梧子大，每服十丸，日三服。

妊娠，小便难，饮食如故，当归贝母苦参丸主之。

小便难，当是尿道有炎症，故以当归利循环，以贝母畅淋巴，苦参则消除尿道之炎症也，饮食如故是消化系无病。

我云，小便难是子宫位置异常，输尿管受压迫，果尔，则病属转胞非本所主矣。

当归贝母苦参丸方

当归　贝母　苦参各四两

三味，末之，炼蜜为丸，为小豆大，饮服三丸，加至十丸。

妊娠有水气，身重，小便不利，洒淅恶寒，起即头眩，葵子茯苓散主之。

水气，即湿气；身重，是湿滞；小便不利，是肾不排水；洒淅恶寒，是水气刺激；起即头眩，是水气上逆。葵子茯苓散，乃利水专剂，故主之。

按：妊娠时有子肿一症，当即本节之水气病，身重
或即身肿之误。

葵子茯苓散方

葵子一斤　茯苓三两

二味，杵为散，饮服方寸匕，日三服，小便利。
则愈。

妇人妊娠宜常服当归散主之。

妊娠养胎，白术散主之。

两方，一曰常服，一曰养胎，可知皆有益妊娠之方
也。妊娠时血液循环不利，新陈代谢发生障碍，必有多
量老废物，无法排泄，若肾脏不能分泌，则老废物停积
过多，或刺激神经，或刺激肠胃，因而发生腹痛呕逆颠
痫各症，唯一预防方法，在强肾利尿，故两方皆用白术
也。当归散，有归芎，可治子宫诸病，有芍药，可治老
废物刺激而引起之腹痛，有黄芩，可治因代谢障碍而引
起之炎症；白术散有川芎，可治子宫诸病，有牡蛎，可
消痞满通淋巴，有蜀椒，可镇静肠胃，制止疼痛。两方
组织不同，而作用则一，但当归散宜于热，白术散宜于
寒，临床时酌之可也。

当归散方

当归　川芎　芍药　黄芩各一斤　白术半斤

各味杵为末，酒饮服方寸匕，日再服，常服，易产
无疾苦。

白术散方

白术　　川芎各四分　　牡蛎二分　　蜀椒三分，去汗

四味杵为散，酒服一钱匕，日三服，夜一服。

妇人伤胎，怀身，腹满，不得小便，从腰以下重，如有水气状。怀身七月，太阴当养不养，此心气实。当刺泻劳宫关元，小便微利则愈。

伤胎，犹言病胎，俗称害喜。"怀身"二字衍文；腹满，腰以下重，是水气蕴；不得小便，是肾不排水；如有水气状，是病状虽属水气，病因则在血，而不在水也。妊娠子宫闭塞，血液中不洁物停留，肾脏无法排泄，遂引起水气，是因胎而病血，复因血而病水也。治法宜刺劳宫以泻血毒，刺关元以行水气，血与水皆以小便为出路，故小便微利，则病愈矣。"怀身七月"三句是后人注解之词，其意盖谓心主血，血中有不洁物，故曰心气实，心属火，火旺则邢金，金属肺，肺属太阴，肺伤则太阴不能养胎，且不能通调水道，故病如有水气状也。妊娠七月，手太阴养胎，说见《脉经》。劳宫穴在掌心，关元穴在脐下三寸。

妇人产后病脉证并治

问曰：新产妇人有三病，一者病痉，二者病郁冒，

三者大便难，何谓也？师曰：新产血虚，多汗出。喜中风，故令病痉；亡血复汗，寒多，故令郁冒；亡津液，胃燥，故大便难。

本节文义甚明，三病皆属阴虚，痉病，是神经失养；郁冒，是大脑贫血；便难，是肠膜干燥。

产妇最易出汗，故下节有"产妇喜汗出"之文，缘产妇血虚，体工因起救济作用而发热，中医称为阴虚阳旺，由是体工再起救济，溅溅出汗，以解散其温度，使损阳以和阴，下节所谓"故当汗出阴阳乃复"者是也。

产妇郁冒，其脉微弱，大便反坚，但头汗出，所以然者，血虚而厥，厥而必冒。冒家欲解，必大汗出，以血虚下厥，孤阳上出，所以产妇喜汗出者，亡阴血虚，阳气独盛，故当汗出，阴阳乃复，自汗出，呕不能食，小柴胡汤主之。

此节专论郁冒，并出小柴胡汤以治之也。郁冒是缚脑脑冒；脉微弱是产后贫血；下部亡血过多，体工起救济作用，尽量集中体温于上焦，成为下寒上热，但头上出汗，他处无汗，即下寒上热之明证也；呕不能食，即水液随体温上升也；大便反坚，即水液上逆，肠管反缺水也。所以然者三句，说明致冒之理，言下部血虚而真厥，则上部头冒而假热也；"冒家欲解"二句，说明头冒必从汗解，即《大论》"冒家汗出自愈"之理也；"血虚下厥"三句，说明郁冒所以有头汗出之症，言血虚下冷，则虚阳上越，即阴盛格阳之意也；产妇喜汗出五句，是推论产妇喜汗，并说明上节新产多汗之理；结末数句，重提呕不能食，是示人以小柴胡非专治喜汗，必新产郁冒，而又自汗，呕不能食者，方为小柴胡之的症耳。

按：《大论》有"服小柴胡汤，上焦得通，津液得下，胃气因和，身濈然而汗解"之明文，上焦通，则郁冒可止，津液下胃气和，则呕逆便坚可愈，濈然汗出，则正胜邪负，热可退，病亦可解矣。

病解能食，七八日更发热者，此为胃实，大承气汤主之。

病解者郁冒已解也，病解能食经七八日更发热不退，则病已在里是实症非虚症矣，故曰此为胃实，主以大承气，是对症治疗，今人于产后实症每不敢攻，养痈胎患岂非误事。

产后腹中㽲痛，当归生姜羊肉汤主之，并治腹中寒疝，虚劳不足。

产后腹痛，乃最普通之病，但病因不同，或内部有瘀血，或内部有炎症，二者之外又有神经痛一症，其症分虚实两种，虚症之神经痛是血虚气弱，机能衰败，即本方所主；实症之神经痛是水毒积滞，机能兴奋，乃枳实芍药散所主，两者皆能引起神经痉挛，故皆称神经痛。寒疝虚劳皆为血气不足，机能衰弱，故本方可统治之。

产后腹痛烦满不得卧，枳实芍药散主之。

此神经痛之实症。内部有瘀浊积滞，血凝气结，故满；神经兴奋，故心烦不安卧。枳实能消积散满，芍药能缓和挛急，故主之。

枳实芍药散方

枳实_{烧黑勿焦}　芍药

二味杵为末，服方寸匕，日三服，并主痈脓。

师曰：产妇腹痛，法当以枳实芍药散，假令不愈者，此为腹中有瘀血，着脐下，以下瘀血汤主之，亦主经水不利。

原文意义甚明，不必注释。

下瘀血汤方

大黄_{二两}　桃仁_{三十枚}　蟅虫_{二十只，熬去足}

三味末之，炼蜜和为四丸，以酒一升，煎一丸，取八合，顿服之。

产（复）【后】七八日，无太阳症，少腹坚痛，此恶露不尽【也】，【其人】不大便，烦躁，发热，切脉微实，（再倍发热）日晡时【再倍发热】，烦躁者，不食，食则谵语，（至夜）【下之】即愈，宜大承气汤主之，热在里，结在膀胱也。

原文有错误，诸家议论纷纷，各有增减，今第就管见所及，改正而注释之。产后七八日，少腹坚痛，无太阳风寒之表症，则为恶露不尽无疑；其人不大便，烦躁发热，脉实，则肠胃有热又无疑；日晡时烦热加剧，且不能食而谵语，则里热已实，燥屎已硬更无疑。此恶露不尽是一症，里热结实又是一症，两者皆可下，故曰下之则愈。末两句，是仲景自注之断语，热在里，是阳明有燥屎结；在膀胱，是子宫有恶露。

恶露，是子宫内或血或水，而又非血非水之混合黏液，因积之过多，故少腹坚痛。大承气可下肠管之燥屎，亦可下子宫之恶露，一方而两症皆治。若无阳明里实，而恶露又不剧，不坚痛者，则枳实芍药散或排脓散已足以奏效矣。

产后风，续之数十日不解，头微痛，恶寒，时时有热，心下闷，干呕，汗出，虽久阳旦证续在耳，可与阳旦汤。

阳旦汤各家不同，依《大论》应作桂枝加附子，本节亦是桂枝加附子症。头痛恶寒，发热，干呕，汗出，皆桂枝症，续续至数十日之久，虽未必遂漏不止，而体温之损失，已在意中，故不称中风，而称阳旦，不但用桂枝，而用桂枝加附，然则阳旦症云者，即太阳未解，兼涉少阴之症也。"耳"字，当是"者"字之误。

胸闷，依法当去芍药，故本节之症，当用桂枝去芍药加附子汤。

产后，中风，发热，面正赤喘而头痛，竹叶汤主之。

发热头痛是中风，面赤见于产后，则格阳已露端倪，可谓"色微赤非时者死"即其症也，再加喘逆，则息高不得下降，大有虚脱可能，是中风为一症，阳越又为一症。治以竹叶汤，竹葛与防桂同用，柔润息风以治风，姜桔除痰下气以治喘，附子强心回阳以治寒，参草枣补中固正以治虚，比阳旦汤又更进一步，且另立一格。

产后阴虚，兼有外邪，最易引起恶性痉病，本方可治之。痉病必由表邪而起，本方有桂防诸药，可以解表；痉病必由津液缺乏，本方有人参诸品，可以生津；痉病解表，最忌里寒，故前篇论痉病有"脉沉而细为难治"之规定，本方有附子各位，可以兼温少阴；寒热虚实，面面皆到，至葛根之吸水和痉，则又夫人而知之，不待言矣，方书多谓本方为预防产后风痉之剂，其理本此。

竹叶汤方

竹叶一把　葛根三两　防风　桔梗　桂枝　人参
甘草各一两　附子一枚，炮　生姜五两　大枣十五枚

水一斗，煮取二升半，分温三服，温覆使汗出。

妇人乳，中虚，烦乱呕逆，安中益气，竹皮大丸主之。

乳是乳子，因乳子而中焦虚，故主之。益气是和气之误，盖原方并无益气之药也；烦乱呕逆，是胃热上逆；安中，是降胃逆；和气，是清胃热。

时下医生，于产后相戒不敢用苦寒，本方之石膏，

殆已视为禁品矣。

竹皮大丸方

生竹茹二分　石膏二分　桂枝一分　甘草七分　白薇一分

右（上）五味末之，枣肉为丸，弹子大，饮服一丸，日三、夜二服。

产后下利，虚极，白头翁加甘草阿胶汤主之。

下利是赤痢；产后血虚，又加下痢，时肠黏膜出血，故称虚极，虚指血虚言也。阿胶富于纤维素，止血而不止痢，甘草具机械的中和性，止痢而不止血，两者合用，止血止痢，虽非直接补虚，要可预防再虚；若白头翁汤，则消炎杀菌，缓和痉挛，为治痢之专剂。固夫人而知之，不必再释矣。

白头翁加甘草阿胶汤方即前篇白头翁汤原方加甘草、阿胶各二两

附方一　《千金》三黄汤，治妇人在草蓐，自发露得风，四肢烦热头痛者，小柴胡汤；头不痛，但烦者，此方主之。

草蓐，卧具也，在草蓐，犹言产后未离床褥；发露，是揭去被絮；得风，是因揭去被絮而伤风发热，方书以风为阳邪，故产后发热，概称伤风；烦热，是古医家热盛之术语，四肢苦烦热，是四肢烦热独剧，并非身体各部不热，亡血之后，四肢必感烦热，所谓阴虚生热

也；头痛，犹言有外邪，故与小柴胡；头不痛，是无外邪，但烦，是但有烦热，此无外邪之烦热，乃产后阴虚阳旺之发热，为产妇最普通之症，既无内脏炎症，又无太阳外感，但蒸蒸发热，手足尤剧，且有出汗，产妇有经验者能类言之。三黄汤，即本症之主剂，黄芩退热，苦参消炎杀菌，预防引起其他炎症，干地黄养血滋阴，编者屡用屡效，堪称神方。

头痛是表示有外邪，若无外邪之头痛，则为热盛充血。三黄汤亦适用于小柴胡之退热，在疏导淋巴，以宣达汁<津>液，故大论有"柴胡解外"之说，但与麻黄之开发皮毛，桂枝之温通血管，终有天壤之别，且可用柴胡之症，除烦热外，应有呕满，原文略而不言耳。

千金三黄汤方

黄芩一两　苦参二两　干地黄四两

三味，水八升，煮取二升，温服一升。

附方二 《千金》内补当归建中汤，治妇人产后虚赢不足，腹中刺痛不止，吸吸少气，或苦少腹中急引痛腰背，不能饮食，产后一月，日得服四五剂为善，令人强壮，宜其方，即小建中汤原方加当归四两。

虚赢不足，不能饮食，是产后贫血；荣养缺乏，血管神经因失养而起挛急，故腹中作痛或少腹里急或痛引腰背也；吸吸少气即短气之谓，皆虚病也。当归建中增进营养，行血贫<补>血，缓和拘挛兼而有之，为本节之主方。为<如>贫血过甚，可加阿胶地黄。

妇人杂病脉证并治

妇人中风七八日，续来寒热发作有时，经水适断。此为热入血室，其血必结，故使为疟状发作有时，小柴胡汤主之。

妇人伤寒发热，经水适来，昼日明了暮时谵语如见鬼状者，此为热入血室，治也，勿犯胃气，及上下焦，必自愈。

妇人中风发热恶寒，经水适来得七八日，热除脉迟身凉和，胸胁满，如结胸状谵语，此为热入血室也，当刺期门，随其实而泻之。

阳则病下血谵语者，此为热入血室，当刺期门，随其实而泻之。濈然汗出者，愈。

以上四节已见《伤寒论》。

妇人咽中有炙脔，半夏厚朴汤主之。

咽中有物阻梗，吐之不出，吞之不下，如炙肉之状，此咽头肌痉挛也，古人称为梅核气，病源起于气郁，盖即神经性咽头肌痉挛也。半夏厚朴汤，以辛香为主，佐以逐水除痰之品，以痉挛时黏液之分泌加强故尔，注家以为气凝痰结，则毫厘千里矣，痰结乃甘遂半夏汤之症，非本节之症也。

本方为今人治气之总剂，苏叶改用苏子尤佳。

半夏厚朴汤方

半夏一升　川厚朴三两　茯苓四两　生姜五两　干苏叶二两

右（上）五味，以水七升，煮取四升，分温四服，日三夜一服。

妇人脏躁，喜悲伤，欲哭，象如神灵所作，数欠伸，甘麦大枣汤主之。

脏躁病，姑不必问其病名做何解释，但从病状观察，即如病在神经变态，中医不知神经作用，故悬揣之曰脏躁，脏指肝言，躁是不安，脏躁犹言肝脏不安，起急迫之变化也。或云脏是子宫，恐误。治以甘麦大枣，是缓和急迫，《经》云"肝苦急，急食甘以缓之"即本节之症也。

临床经验，急性神经病，可用百合地黄汤；缓性神经病，可用甘麦大枣汤。

甘麦大枣汤方

甘草三两　小麦一升　大枣十枚

妇人吐涎沫，医反下之，心下即痞，当先治其吐涎沫，小青龙汤主之。涎沫止，乃治痞泻心汤主之。

此示人以治病有先后也。外寒内饮之症，表未解而先攻里，故变为胸下痞。此时仍当以小青龙治其外寒内饮，俟寒饮两蠲，再治其痞，宜泻心汤。

小青龙症，不止吐涎沫，原文殆省而不言耳，泻心汤主之，不过举其一例，当用何种泻心，仍应临时酌定。

妇人之病，因虚，积冷，结气，为诸经水断绝，主有历年，血寒积结胞门；

伤寒经络凝坚在上，呕吐涎唾，久成肺痈，形体损分；

在中盘结，绕脐寒疝，或两胁疼痛，与脏相连；

或结热中，痛在关元，脉数无疮，肌若鱼鳞，是著男子，非止女身；

在下未多，经候不匀，令阴掣痛，少腹恶寒；

或引腰脊，下根气街，气冲急痛，膝胫疼烦；

奄忽眩冒，状如厥癫，或有忧惨，悲伤多嗔；

此背<辈>带下，非有鬼神，久则羸瘦，脉虚多寒，三十六病，千变万端，审脉阴阳，虚实紧弦，行其针药，治危得安，其虽同病，脉各异源，子当辨记，勿谓不然。

因体虚则冷积不化，气结不行，因体虚冷积气结则经水断绝，为时既久，则血液已寒，凝结于子宫以内矣，"为诸"二字，作因之解，此为一段。

寒入经络，由经络而积于上焦，则呕吐涎唾，久之则吐涎过多，因成肺痿，形体亦为消瘦，肺痈当肺痿，此为一段。

寒血结于中焦，则为寒疝病绕脐作痛，或疼痛延及两胁与肝脏相连之处，则为肝气病，此为一段。

寒血结于有热之中焦，若脉数而无疮，则瘀血著于肌肤，状如鱼鳞，不止妇女，即男子亦时有此病，"痛在关元"一句，是下段文字，此为一段。

寒血结于下焦，则月事不调，阴部掣痛，少腹恶寒，痛处必在下脐之关元，"未多"二字，不可解，缺疑，此为一段。

痛处或由关元引及腰脊，或由关元下达气冲，则气街必苦急痛，膝胫亦感痛烦，气冲气街宜颠倒，以符韵语，此为一段。

寒血侵入大脑神经，或忽然而眩冒如厥如癫，或无故而忧惨多伤嗔，则为脏躁病。

凡上述各症，皆为妇人带脉以下之病，虽有神经变态，究非鬼神凭身，其病因日久而羸瘦，因血虚而多寒，妇人三十六病，千变万化，患由此起，为带下医者，应审察脉之虚实寒热弦紧，而行其针药，俾得反危为安者也。（本节文字较多，故分段排列，以清眉目——编者）

问曰：妇人年五十（所）【许】病（下）【经水不】利【或下血】数十日不止，暮即发热，少腹里急，腹满，手掌发热，唇口干燥，何也？师曰：此病属带下，何以故？曾经半产，瘀血在少腹不去，何以知之，其证唇口干燥故知之。当以温经汤主之。

此节即上节血寒积结胞门各病中之经候不匀一症也，上节各病，皆为带下病，故本节之症，亦称病属带下。五十所，是五十许，妇人年五十许，乃表示体弱血虚之意，与虚劳篇"病人五十，痹挟背行"同义，非必五十许人犹有此病也；下利数十日不止，有误，各家改为下血，亦未尽然，细玩方注，有血崩及血闭两种，故易作经水不利；或下血数十日不止，妇人子宫虚寒瘀血不化其影响于月经，本有此闭崩之病，富于经验之带下医，类能言之；血瘀则虚，虚则夜间发热，掌心独剧，方书谓之阴虚生热；血瘀则循环障碍，故腹满；血瘀则无以濡润唇口故干燥；无以涵养少腹，故挛急；血虚血瘀，其原因甚多，而曾经半产，瘀血在少腹之中，久而不去，则为最大之远因，故笔以为例云。

温经云者，温其血以调其经也，温则血运通畅，故月信愆期者可用之；温则子宫镇静，故经水崩漏者可用之。归芎入子宫，所以行血；芍丹入静脉，所以去瘀；麦阿之润，所以治燥；吴桂之温，所以治寒；虚则机能必衰弱，故以参甘补之；寒则水饮必留滞，故以姜夏逐之。温经汤之组织，大略如此。

温经汤方

吴茱萸 三两　当归　川芎　芍药 各二两　人参 二两

桂枝　阿胶　牡丹皮去心　生姜　甘草各二两　半夏半升　麦门冬一升，去心

右（上）十二味，以水一斗，煮取三升，分温三服，亦＜治＞妇人少腹寒，久不受胎，兼治崩中去血，或月水来过多及至期不来。

带下，经水不利，少腹满痛，经一月再见者，土瓜根散主之。

此亦带下病之瘀血症。经水不利，是月经不调非经闭；少腹满痛是瘀血障碍；一月再见，是经行不规则。法当去瘀调经，治以土瓜根散，土瓜根通经润燥行瘀为君，蟅虫破血为臣，桂枝温通，强心脏而利循环为佐，芍药通痹去癥瘕而止腹痛为使。

土瓜根散方

土瓜根　芍药　桂枝　蟅虫

右（上）四味，杵为散，酒服方寸匕，日三服，兼治阴㿗。

按：女子大阴唇等于男子之阴囊，故女子阴㿗，是阴唇肿疮。

寸口脉弦而大，弦则为减，大则为芤，减则为寒，芤则为虚，寒虚相搏，此名革，妇人则半产漏下，旋覆花汤主之。

此节文字，已见虚劳篇，因专论妇人病，故删去男子亡血失精一句。唯虚病未出方，此节旋覆花汤，为治

肝著之方，又与大出血之症不符，缘本方之作用，在行瘀散结止痛，而亡血病则可补不可攻，可止不可破也，因是之故，诸家于本节方症，不免怀疑。窃谓旋覆花汤，为失血后瘀结不去，引起疼痛之专剂，与大黄䗪虫丸治五劳虚极、四乌鲗骨一茹芦丸治血枯，其经正同，若虑其贫血，而不敢去瘀，则姑息养奸，干血劳之病，因之而起矣，可不唯哉。茹芦即茜草，新绛即茜草根所染也。

妇人陷经，漏下，黑不解，胶姜汤主之。

陷经，是经来不止，漏下，是非经期而漏下，二者皆是子宫出血；黑不解，是下黑血不止，黑血，即瘀血也，血液已离血管，结为血饼，则色黑而成块。胶姜汤方已佚，各家均谓即胶艾汤加干姜，似非无据，胶艾汤，本子宫出血之专剂，加干姜，能镇静子宫使不起收缩作用，故止血之力益大，中医则云血寒成瘀，用干姜为之温化；然罗氏古本，则以胶艾汤去艾叶加生姜，为胶姜汤，其周<用>生姜之理，与长乐老人相同，老人曾以千金胶艾汤（即《金匮》胶艾汤加干姜）治血崩，无效，改用阿胶一生姜二，血立止，则又以阿胶生姜两味为胶姜汤矣，旧说干姜守而不行，生姜可引血归经，然乎否乎，录之资研究。

妇人少腹满，如敦状，小便微难而不渴，生后者，此为水与血皆结在血室也，大黄甘遂汤主之。

少腹胀满，其形状如敦，此为水血交结于血室之病。其症有小便不利，即水结之象征；其病发于生产之后，即血结之象征。大黄甘遂汤，甘遂可以逐水，阿遂化合，可以通瘀，大黄则荡而去之，水血两蠲，斯满可消，敦可除矣。

大黄甘遂汤方

大黄四两　甘遂二两　阿胶二两

右（上）三味，以水三升，煮取一升，顿服之，其血当下。

妇人经水【闭】不利（下）【脏坚僻不止，中有干血】，抵当汤主之。

经水不利，即下节之经水闭不利，宜删去"下"字。抵当能攻坚破血，用于本节之症，药重病轻，未免不伦，细玩下节文字，知抵当汤，乃治经闭不利，脏坚僻，有干血之主症，故略加改正。经闭，则子宫内瘀血积结，坚硬如僻，非抵当汤不能攻而去之也。

妇人（经水闭不利脏坚僻不止，中有干血）下白物，矾石丸主之。

经水闭，脏坚僻，有干血，皆抵当汤所主，非矾石丸可治，若上节之经水未闭，仅不快利，乃妇人常有之症，又无用抵当汤之必要，故知两节方症互有错误也。矾石丸治白带有特效，矾石性涩，能制止子宫黏液之分泌，本经以治白沃，佐以三分一之杏仁，以消炎解毒，加入白蜜之滑，而易<益>润而不痛，用时宜送达子宫，其效方显。

矾石丸方

矾石三分　杏仁一钱

二味末之炼蜜为丸枣核大内脏中，剧者再内之。

妇人六十二种风，及腹中血气刺痛。红蓝花酒主之。

风为神经变态之名词，六十二种无可考，作为薯蓣丸症之风气百疾观可也。神经变态多起于瘀血充血之毒等等，例如脑出血、脑充血、惊狂谵妄喜忘、脑膜炎、脑脊髓膜炎、血晕，皆是风病，皆宜治血也，腹中刺痛，则瘀血病尤多。红蓝通血行瘀，故皆可治之，以酒煎药，其效更大，方书曰"治风先治血，血行风自灭"即言血不瘀，则神经自安静耳。

红蓝花酒方

红蓝花一两

右（上）一味，以酒一升煎减半，顿服一半，未止再服。

妇人腹中诸疾痛，当归芍药散主之。

腹中诸疾痛，言一切腹痛也。妇人腹痛，多由循环障碍，方中归芎芍以行血，苓术泽以行水，水血两通，则循环无阻，故腹痛可愈。然仲景言所谓药剂主之者，不过以药方为主而已，加减则仍存乎其人，譬如有肝郁气痛，则加延胡、金铃，非一成不可易也。

妇人腹中痛，小建中汤主之。

小建中所主之腹痛，是荣养不足，神经肌肉挛急作用，方中重用芍药，所以缓和痉挛，富于糖质之桂枝汤，再加饴糖，所以增进荣养。

问曰：妇人病，饮食如故，烦热不得卧，而反倚息者，何也？师曰：此为转胞，不得溺也，以胞系了戾故致此病，但利小便则愈，宜肾气丸主之。

此节论妇人不得溺病，其名曰转胞，其原因为胞系了戾，胞者，膀胱也，膀胱有所转变，则小便不能照常排泄，故曰此为转胞，不得溺也，然胞之所以转又由于输尿管之扭转或屈曲，胞系即输尿管，了戾即扭转或屈曲之谓，输尿管上接肾脏，下连膀胱，今输尿管或扭转，或屈曲，则膀胱势必被输尿管牵引而有所转变，其少腹必疼痛，故曰以胞系了戾故致此病；原文曰饮食如故者，病不在消化系也；曰烦热不得卧者，小便闭塞，尿酸过多，引起自家中毒也；倚息即短气，乃水饮不化时恒有之症状，与《金匮》"短气有微饮，当得小便去之"正同一理。

不得溺，当利小便固矣，顾必用肾气丸，利尿兼强壮之剂何也？曰：输尿管之扭转与屈曲，由于肾脏之下降，肾脏位置之所以下降又由于肾脏荚膜之松也，肾荚膜之松弛，又由于荚膜之脂肪瘦损，脉经于此节加入

"其人素盛今瘦"数句，则其义尤显，肾气丸之功效，能补益腰以下各组织之羸弱，不仅利尿<而>已也。

妇人阴寒，温阴中，坐药，蛇床子散主之。

阴是子宫，阴寒是子宫虚寒，凡因子宫虚寒而发生之疼痛、白带、疮、疡、肿痒各症，皆属阴寒之症，法当温其子宫，有坐药曰蛇床子散者，可以统治之，坐者内药阴中之谓，然不用坐而用洗，亦有效，和以米粉，所以生肌也。

蛇床子散方

蛇床子仁

右（上）一味，末之，以白粉少许，和令相得，为末大绵裹，内之自然温。

少阴脉，滑而数者，阴中即生疮，阴中蚀疮烂者，狼牙汤洗之。

阴中生疮而成溃疡，为蚀为烂，犹狐惑病之"蚀子下蚀子上"也，脉滑数，是疮毒化脓，与《金匮》"脓已成则脉洪数"正同一理。狼牙杀虫，为疮疡多药，中医称为去湿热，如无狼牙，可以狼毒代之，苦参亦可用。

狼牙汤之方

狼牙三两

右（上）一味，以水四升，煮取半升，以绵缠筋如茧，浸汤沥阴中，日四遍。

胃气下泄，阴吹而正喧，此谷气之实也，膏发煎导之。

　　阴吹是病名，正喧乃形容其失气时声音之亮也。失气从大便而出，是生理之常，今前阴失气，是生理之变，古人以为谷气下泄，并推论其病源为谷气实，其意盖谓肠胃热气亢盛，肛门不及排放，故由前阴分泄耳，若按其实际，则两阴交会之间，必有炎症，障碍大便之泄气，此与十二指肠有炎症，妨碍胆汁之输送者，正同一理。猪膏发煎，消炎润燥，不治小便而治大便，因方测症，知炎症当在肠，不在前阴也。

　　十年前在南京建福里，治一某姓妇，粪由前阴排泄，他无所苦，但小便不利，初进肾气丸，小便利，而大便仍未返轨道，因以猪膏发煎治之，数剂，病竟愈，录之以资参证。

小儿虫蚀齿方

雄黄　葶苈

　　二味，末之，取腊月猪脂，镕以槐枝，绵裹头四五枚，点药烙之。

　　疳虫蚀齿，即牙疳病也，小儿方症不应附于妇科之后，当是他处幼科方剂，误列于此耳。

　　按：仲景《伤寒卒病论》，后人分为《伤寒论》与《金匮要略》，至此已终，他本尚有《杂疗方》一篇，乃宋以后所补，非仲景原书，故不再注释。